KB104205

한·양방 통합의학으로
뇌전증 치료하기

간질이라 불린
뇌전증의
모든 것

한·양방 통합의학으로 뇌전증 치료하기

간질이라 불린 뇌전증의 모든 것

ⓒ김문주·손광현

초판 1쇄 인쇄　2014년 4월 31일
초판 1쇄 발행　2014년 5월 12일

지은이　김문주·손광현
펴낸이　조동욱
편집　김종필

펴낸곳　와이겔리
등록　2007년 5월 7일 제300-2007-83호
주소　110-320 서울시 종로구 삼일대로30길 21 1211(낙원동, 종로오피스텔)
전화　(02) 744-8846
팩스　(02) 744-8847
이메일　aurmi@hanmail.net
블로그　http://ybooks.blog.me

ISBN　978-89-94140-13-1　03510

＊책값은 뒤표지에 있습니다.
＊잘못 만들어진 책은 바꿔 드립니다.

이 도서의 국립중앙도서관 출판시도서목록(CIP)은 서지정보유통지원시스템 홈페이지
(http://seoji.nl.go.kr)와 국가자료공동목록시스템(http://www.nl.go.kr/kolisnet)에서
이용하실 수 있습니다. (CIP제어번호: CIP2014013387)

한·양방 통합의학으로
뇌전증 치료하기

간질이라 불린
뇌전증의
모든 것

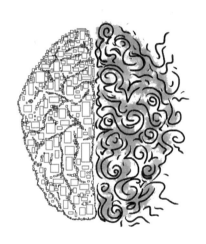

김문주 · 손광현 지음

와이겔리

의사도 한의사도 몰랐던 진실

남들이 대부분 모르는 진실을 유독 나 자신만 알고 있다는 것은 결코 즐거운 일이 아니다. 타인에게도 진실을 알려야 하는 사명이나 충동에 시달리기 때문이다. 더구나 그 진실이 대부분의 사람들을 위하여 꼭 알려야 하는 진실이라면 괴로움은 더 커진다. 알리지 못하는 것 자체가 책임 방기가 되기 때문이다.

아주 우연한 기회에 우리가 흔히 '간질'로 알고 있는 '뇌전증' 환자와 발달장애아들에게 한방 치료가 의미 있다는 것을 알게 되었다. 한 명 한 명 환자를 보면서 치료가 안 되는 좌절도 겪었지만 한방 치료가 있어야만 호전되는 환아들이 하나둘 늘어났다. 그렇게 하나하나 조약돌을 쌓듯 모아지니 어느덧 큰 돌탑이 되었다.

뇌전증 치료를 전담해 오다시피 한 양방 전문의 선생들이 환자들을 통하여 우리의 치료를 비난하는 소리를 수없이 들어왔다. 심지어 같은 한의사들도 한방으로는 치료가 안 되는 것이라며 사기꾼 취급을 하는 소리도 적지 않게 듣곤 했다. 치료에 실패한 환자들에게도 유사한 소리를 들었다.

그러나 그것은 통념적인 반응일 뿐 진실이 아니었다.

모두 다는 아니지만 양방으로는 실패했지만 한방 치료를 통하여 개선되는 뇌전증 환자군들이 분명히 존재한다. 또한 항경련제를 사용하는 것보다 한방 치료를 통하여 경련을 관리하는 게 삶의 질과 미래를 고려할 때 훨씬 유리한 환자군들이 존재한다. 그리고 항경련제로 조절이 안 되는 난치성 뇌전증에서 한방 치료가 결합되는 것이 유리한 질환군들이 존재한다.

이것이 진실이다. 의사도 한의사들도 대부분 모르지만 내가 알게 된 진실이다. 그리고 이 책은 그 진실을 세상과 공유하기 위하여 내놓는 첫 번째 결과물로, 대중의 눈높이에 맞춰 쓴 책이다.

최근에는 발달장애가 동반된 영유아 뇌전증 환자들이 많아지고 있다. 특히나 조산아나 영유아 인지장애아들에게 치료성과가 속효를 나타내며, 뇌전증 환자뿐 아니라 발달장애 영역에서도 세상에 알려야 할 진실들이 늘고 있다.

이 책은 그러한 진실을 알리는 출발점에 선 것이고 금년 중 증례 중심으로 몇 편의 논문이 해외에서 빌표될 예징이다. 그리고 게으르지 않게 준비한다면 머지않은 시간에 발달장애 치료와 관련한 정보로 여러분들을 다시 만나게 될 것이다.

동서융합병원 한방신경과 진료실에서

김문주 올림

차례

1부

뇌전증이란 무엇인가?

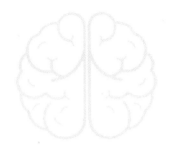

1
뇌전증은 어떤 병인가?

'병명'이 아니라 '증후'

멀쩡히 잘 놀고 건강하던 사랑스러운 내 아이가 갑자기 쓰러져서 팔다리를 흔들면서 거품을 물며 발작을 한다면 어떤 기분이 들까? 부모는 무섭고 당황하며 어찌할 줄을 모르는 사이 아이는 경련을 멈춘다. 경련이 끝나고 나면 죽은 듯이 잠을 자다가 깨어나서는 아무 일도 없었던 것처럼 다시 귀여운 내 아이로 돌아온다.

갑자기 같이 놀고 있던 친구가 쓰러져서 온몸을 떠는데 깜짝 놀라 신고도 못 하고 온몸이 굳어버렸을 때, 우리는 어떻게 대처해야 할까? 누구에게나 생길 수 있는 일이고, 지금도 발생하고 있는 사건일 수 있다. 하지만 우리 눈에는 좀처럼 보이지 않는다. 왜냐하면 뇌전증 환자들은 지금도 너무나도 낮고 어두운 음지에서 숨죽이며 살아가고 있기 때문이다.

우리 뇌에서 비정상적인 홍분이나 동시적인 신경 활동에 의해 갑자기 발생하는 현상을 발작이라고 부른다. 이런 홍분이나 신경 활동이 어디에서 어떻게 발생하는가에 따라 앞에서 말한 것과 같은 경련 증상이 나타날 수 있다. 한 번 발생하는 것이 아니라 발작적인 경련이 되풀이되는 병증을 바로 뇌전증이라고 한다. 뇌전증은 흔히 간질로 더 잘 알려져 있다. 간질이라고 하면 보통 떠오르는 것이 바로 이런 형태의 발작적 증상이다. 우리나라에서는 옛날부터 속칭 지랄병이라고도 불렸다. 온몸을 떨면서 발광을 하는 것이 옛날 사람들의 눈에도 좋게 보이진 않았던 모양이다.

하지만 뇌전증은 온몸을 떨면서 의식을 잃는 증상만 나타나는 것은 아니다. 어떤 발작은 사지를 벌벌 떨면서 의식을 잃기 때문에 모든 사람이 알아차리고 놀라지만, 어떤 발작은 자신도 모르는 사이 멍하게 지나가기도 한다. 이렇듯 뇌의 갑작스러운 이상 홍분 상태로 인하여 반복적으로 발생하는 여러 가지 발작을 의학적으로 뇌전증이라고 부른다.

그렇기 때문에 뇌전증은 정확한 의학적 병명이라기보다는 어떤 '발작적인 증상'을 가리키는 말이다. 두통이라는 증세가 머리가 아픈 증세지만 두통이 일어나는 원인은 다양할 수 있는 것과 비슷한 것이다. 두통을 일으킬 수 있는 원인이 뇌종양과 같은 기질적인 원인에서부터 스트레스와 같은 기능적인 원인까지 다양할 수 있는 것처럼 뇌전증을 일으키는 병도 뇌병증에서 원인불명까지 다양하다. 머리가 아프면 두통, 배가 아프면 복통이라고 하는 것처럼 뇌에 문제가 생겨서 갑작스런 발작 증상이 나타나는 경우를 뇌전증이라고 하는 것이다.

따라서 뇌전증은 미친 것도 아니고, 정신적으로 문제가 있어서 발생하는 깃도 아니다. 예민한 뇌를 가졌기 때문에 그런 증상이 나타나게 되는 것인데, 그 증상이 너무나 현저하기 때문에 주위 사람들로부터 오해의 시선을 받게 되는 것이다. 뇌전증 환자에게 나타나는 증상보다도 그런 증상을 다른 사람들이 순간 느끼는 공포와 낯설음이 투영되어 선입견을 가지게 된 것이다.

뇌전증 환자에게 성스러운 반지를?

고대 바빌로니아 인들은 3천 년 전 뇌전증의 증상에 대한 기록을 남겼는데, 그들은 사람을 공격하는 악령에 의해 경련이 발생한다고 생각했다. 흔히 동양에서도 그런 일이 많았는데, 발작적으로 경련을 일으키면 서낭당에 가서 굿을 해야 귀신이 떨어진다고 생각했던 것과 일맥상통한다고 볼 수 있다. 자기 자신을 통제하지 못하고 움직이는 사람들은 무언가 존재하지 않는 그 위의 영적인 것의 지배를 받는다고 믿었던 것이다.

기원전 400년에 의학의 아버지 히포크라테스는 열과 추위 사이의 균형이라는 그만의 이론에 근거하여 약물과 식이요법으로 뇌전증을 치료하였다. 의학이 싹을 틔우면서 발생하던 시기였던 만큼 신에 의존하기보다는 약물로 치료하기 시작한 것이다.

고대 로마인들은 뇌전증이 악령으로 인해 생기는 것으로 생각하여 만지면 전염된다고 믿었다. 그래서 뇌전증 환자를 만지게 되면 악령을 뱉어내기 위해 침을 뱉었다. 중세 유럽에서는 뇌전증이 지옥에 떨어지는 병이라고 생각하여 치료를 위해 성인(聖人)의 유골에 희망을 걸었다. 세 명의 성인과 성 발렌타인이 특히 뇌전증 환자들에게 인기 있었다. 뇌전증 환자는 경련을 조절하도록 도와주는 특별한 축복 반지를 가질 수 있었는데, 이 생각은 미국이 식민지일 당시까지 지속되었다. 미국 초대 대통령인 조지 워싱턴의 딸 패트시가 경련을 일으켰을 때 주치의가 철로 된 반지를 주었다고 하니 말이다.

르네상스 시대에는 뇌전증 환자들이 과거, 현재, 미래를 볼 수 있다고 믿어 그들을 예언자로 생각했다. 어떤 사람들은 로마제국 시대의 시저나 페트라치 같은 유명한 사람들이 뇌전증을 가지고 있었기 때문에, 뇌전증 환자를 매우 똑똑하고 특별한 사람으로 생각했다. 하지만 그럼에도 불구하고 일반 사람들에게 뇌전증은 끔찍한 질병으로 여겨졌다.

1600년 정도부터 뇌전증이 악령에 의한 것이라는 미신적인 믿음은 점차 사라져갔다. 사람들은 점점 뇌전증에 전염성이 있다고 믿기 시작했기에 정신병원으로 보내지기 시작했다. 뇌전증 환자들을 뇌전증을 가지지 않은 미친 사람들과 함께 정신병자로 분류하여 격리한 것이다.

하지만 현대에 들어와서도 뇌전증 환자들은 결혼하거나 아이를 갖는 것이 허락되지 않았다. 나치가 지배하던 독일과 1920년대 미국에서도 뇌전증 환자들은 강제로 불임 시술을 받았다. 이후, 브롬화칼륨이나 페노바르비탈과 같은 약물들이 발명되고 사람들의 경련을 조절할 수 있게 되었다. 브롬화칼륨은 심각한 부작용이 있었지만 어떤 사람들에게는 정상적인 삶이 가능하도록 해주었다. 페노바르비탈은 효과의 부작용 측면에서 좀 낫지만 모든 사람에게 효과가 있는 것은 아니었다.

아직도 외면받는 뇌전증 환자들

현대 의학적으로 뇌전증은 정신병이 아니라고 밝혀졌지만, 일반 사람들에게는 아직도 무섭고 낯설고 느껴지는 질병이다. 아직도 수많은 사람에게서 뇌전증이 발생하고 있고, 상당한 수의 사람들이 차별받고 미신적인 치료나 민간요법 등 잘못된 치료로 고통받고 있다.

뇌전증 환자는 병증으로 고통받을 뿐만 아니라 사회적 차별이 심하여 이중적인 고통을 받고 있는 경우가 많다. 교육 수준과 취업률은 일반인의 절반 수준으로 현저히 낮은 반면, 실업률, 미혼율, 이혼율은 현저히 높아 사회적 차별을 받고 있는 것이 너무나 명백하다. 특히나 일반인들은 뇌전증 환자와 관계를 형성하는 것에 대해 강한 거부감을 가지고 있다.

하지만 뇌전증은 뇌의 흥분 상태가 과도하게 될 경우 발생하는 병증으로 정신질환과는 관련이 없다. 뇌전증은 간헐적이거나 일시적으로 나타나는 증상임에도 불구하고, 뇌전증으로 몸이 좋지 않다고 하면 필요 이상의 과도한 관심을 받게 된다. 사회적으로나 가정에서도 과잉보호를 받기도 하며 차별과 퇴출을 당하게 되는 것이다.

한 뇌전증 관련 사이트에서 일반인을 대상으로 한 설문 조사에서 응답자의 3분의 1이 뇌전증을 정신질환으로 알고 있었으며, 뇌전증 환자와 사회적 관계를 맺을 수 있다고 한 응답자가 27%, 발작이 잘 조절되더라도 뇌전증 환자와 결혼하는 것에 동의하겠다는 부모는 2%에 불과했다. 만일 응답자가 고용주라면, 일에 적합한 기술을 가진 사람이 뇌전증 환자라면 고용하지 않겠다는 이는 34%, 그중 50%가 특별한 조건에서만 고용하겠다고 응답하였다. 간단한 인터넷 조사뿐만 아니라 다른 여러 조사에서도 우리 사회의 뇌전증에 대한 인식과 태도가 매우 부정적임을 알 수 있다.

알렉산더 대왕과 수학자 피타고라스, 화가 고흐, 과학자 노벨, 뉴턴의 공통점은 무엇일까? 이들은 모두 뇌전증을 앓았던 것으로 알려졌던 인물들이다. 이들은 뇌전증으로 생활에 불편을 느꼈지만 이러한 불편을 이겨내고 인류의 역사에 뛰어난 업적을 남겼다. 우리나라에도 분명 이런 사람들이 있음에도 불구하고 사회적인 분위기 속에서 여전히 숨죽이며 살아가고 있다. 낙인처럼 여겨지던 '간질'이라는 병명 대신 2011년에 '뇌전증'으로 병명이 바뀌었다.

최근 유명한 축구 선수 베컴의 둘째 아들이 뇌전증을 앓고 있는 것으로 밝혀져 세간에 충격을 주었다. 하지만 베컴은 아이를 부끄러

워하거나 숨기는 대신, 카메라 플래시를 들이대는 기자들을 향하여 경고하였다. "우리 아이는 지금 뇌전증을 앓고 있다. 플래시로 인하여 발작이 일어날 수 있으니 찍지 마라!"라고 소리치며 당당히 아이의 병증을 밝히고 배려할 것을 요구한 것이다. 미국 장애인협회에서는 직장에서 뇌전증 환자를 차별하는 것을 불법으로 규정하는 운동을 하고 있다. 점점 뇌전증에 대한 잘못된 사회적 편견을 잠재우고 뇌전증 환자를 배려하고 이해하고자 하는 변화의 움직임이 미미하게나마 발생하고 있다.

숫자로 보는 뇌전증

통계적으로 볼 때 뇌전증은 다른 질환과 달리 그 범위가 논문과 조사에 따라 큰 편차를 보인다는 점이 특징이다. 뇌전증은 1천 명 중 일반적으로 4~10명 정도 가지고 있다고 알려졌다. 유럽에서는 전체 인구의 5%가 평생 1회 이상의 뇌전증 발작을 일으킨다는 연구 결과가 있었다. 또 어떤 연구에서는 1만 명당 유병률이 0.5~1%라고 하는 등 다양한 연구에서 유병률에 차이가 크다.

이런 이유는 쉽게 병원을 찾을 수 있어서 진단되는 다른 질병과 달리 병원에 오기까지의 문턱이 높고 발작 이후에 환자 스스로 모르고 지나갈 수도 있기 때문이다. 또는 사회적 편견 때문에 자신이 뇌전증 환자인지 의심스럽더라도 진단받기를 꺼리거나 숨기려 하기 때문에 뇌전증 환자의 정확한 유병률을 알기가 다른 질병에 비해 어려운 것이다.

여러 연구 자료를 토대로 우리나라의 현황을 보았을 때 뇌전증은 1천 명당 5~10명(0.5~1%) 정도 병을 가지고 있는 것으로 보인다. 전체 인구를 고려할 때, 우리나라에는 대략 5만 명 정도의 환자군이 있으며, 매년 1만 명씩 새로이 발병하고 있다. 위암의 유병률이 0.4%인 것에 비교해 보면 높은 수치인 것을 알 수 있음에도 주변에서 뇌전증 환자를 도통 찾아볼 수 없는데, 이는 사회적 시선과 편견 때문에 뇌전증 환자임을 떳떳하게 알리지 못하는 이유가 큰 것으로 보인다.

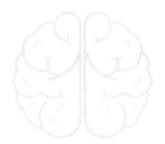

2

이런 증상도 뇌전증일까?

그렇다면 정확히 어떤 증상을 뇌전증이라고 할까? 단순히 멀쩡하던 사람이 갑자기 쓰러져서 부르르 떤다면 그 사람은 무조건 뇌전증 환자일까? 한 번도 그런 적이 없는데도 한순간에 뇌전증 환자가 될 수 있는 것일까? 일반적으로 사람들이 알고 있다고 생각하는 것과는 달리 뇌전증에 대해 많은 부분이 알려져 있지 않다.

발작이 반복되어야 뇌전증

갑자기 정신을 잃고 부르르 떠는 것을 '발작적 경련'이라고 부르는데, 이런 것은 단지 뇌전증의 한 증상일 뿐이다. 경련은 눈으로 보이는 뇌전증의 한 부분이다. 뇌의 이상 흥분 증상으로 인하여 발생하는 발작적인 증상을 모두 통틀어 뇌전증이라고 하기 때문이다. 그리고 한 번 발작이 일어났다고 해서 뇌전증이라고 보지는 않는다. 발작이 한 번 이상 반복적으로 일어나야 비로소 뇌전증이라고 칭하고 치료가 필요하다고 보기 시작한다. 난생처음 한 번 아이가 경기해서 뒤집어졌다고 뇌전증이라고 소란 떨 필요는 없는 것이다.

뇌전증은 경련 이외에도 다양한 증상이 나타날 수 있다. 만약 오른팔을 지배하는 신경이 닿아 있는 뇌의 어떤 부위에서 갑자기 비정상적인 흥분 증상이 발생한다면, 가만히 있다가도 갑자기 오른팔을 자신도 모르게 휘저을 수도 있고 갑자기 움직이지 못할 수도 있다. 만약 맛을 느끼는 신경이 닿아 있는 뇌의 어떤 부위에서 흥분 증상이 발생한다면 갑자기 어느 순간 먹던 음식의 맛을 일시적으로 느끼지 못할 수도 있는 것이다.

근육이 떨리면서 경련을 일으키는 형태의 뇌전증이 가장 쉽게 관찰되기 때문에, 흔히 갑자기 쓰러져 온몸을 벌벌 떠는 형태의 뇌전증을 쉽게 떠올린다. 이런 형태를 흔히 근육 경련이라고 부르는데, 근육 경련이 갑자기 발생한 경우 발작적 경련이라고 부르게 된다. 뇌전증에서는 이런 발작적 증상들이 흔하게 일어난다.

한 번 발생한 뇌전증은 짧게는 몇 초에서 길게는 몇 분까지 지속될 수 있다. 뇌전증 발작이 일어나는 동안 의식이 있을 수도 있고 없을 수도 있으며, 발작이 멈춘 후의 상황에 대해 기억할 수도 있고 기억하지 못할 수도 있다. 이런 증상은 사람마다 다르고 같은 사람이더라도 그 증상이 때에 따라 바뀔 수도 있다.

바닥에 쓰러지거나 갑자기 근육이 뻣뻣해지면서 통제하기 어려워지는 등의 근육성 발작은 누구나 쉽게 알아차릴 수 있다. 하지만 많은 발작이 알아차리기 어려운 형태로 나타난다. 어떤 발작은 멍하니 몇 초 동안 한곳을 바라보는 경우도 있고, 어떤 경우는 근육이 아주 짧은 몇 초간 연축할 때도 있다. 갑자기 머리를 돌린다든지, 시야가 갑자기 흐려지거나 혼자만 맡을 수 있는 이상한 냄새가 나는 경우도 뇌전증의 증상이 될 수 있다.

어떤 사람들은 뇌전증 발작이 일어나기 전에 전조 증상을 나타내기도 한다. 발작이 발생하기 전에 이상한 느낌이 든다든지 낯선 기분이 들기도 하는데, 이런 경우 뇌전증 환자가 스스로 발작을 준비할 수 있다. 뇌전증의 전조 증상은 모든 환자에게 나타나는 증상은 아니며, 환자마다 그 양상도 제각각이다. 몸이 갑자기 뜨거워지기도 하고, 이상한 맛이나 냄새가 나기도 하고, 머리가 어지럽다거나 이상한 불빛이 지나가는 것처럼 보이기도 한다.

하지만 예고 없이 일어나는 발작의 경우도 많이 있으며, 이런 발작은 비정상적인 뇌의 전기적 흥분 상태가 끝나게 되면 정상으로 돌아온다. 뇌의 흥분 정도와 흥분 위치에 따라 뇌전증 발작의 형태는 부분적으로 나타나기도 하며, 전신적으로 나타나기도 한다.

근육에 쥐가 나는 것도 뇌전증?

가장 알아차리기 쉬운 근육 경련 형태의 뇌전증 발작은 뇌전증이 아닌 다른 원인으로 발생하는 근육 경련과 어떻게 구분해야 할까? 우리 몸에서 자신의 의지에 따라 마음대로 움직일 수 있는 근육을 수의근이라고 하며, 마음대로 움직이지 못하는 근육을 불수의근이라고 한다. 예를 들자면 나의 의지대로 컴퓨터 자판을 칠 수 있는 손가락 근육은 수의근이지만 나의 마음대로 멈출 수 없는 심장 근육은 불수의근인 것이다.

단순 근육 경련이나 간질 이외에도 히스테리나 독소 중독, 뇌종양, 요독증, 파상풍 등에서도 경련은 나타날 수 있다. 히스테리에 의한 경련은 자신의 기분에 따라 경련이 발생하는 경우이기 때문에 다분히 정신적 요소가 결합되어 있다. 뇌전증 환자의 경우처럼 자신이 의도하지 않았는데 때를 정하지 않고 발작하는 것이 아니라 특정 기분이 들 때, 혹은 특정 상황일 때에 경련을 일으키는 경우가 많다.

뇌종양이나 파상풍의 경우는 뇌전증 환자처럼 발작적 경련 이후 정상 생활을 할 수 없다. 뇌종양의 경우 기억 퇴행, 두통, 방향 감각 상실, 구토 등의 부수적인 뇌의 장애로 인한 증상들이 발작이 일어나지 않는 때에도 나타나게 된다. 파상풍은 상처에서 생긴 균으로 인하여 발생하는 경우가 대부분이기 때문에 과거에 환자가 다친 부위가 있는지, 병력을 살펴보면 감별할 수 있다. 대개 전반적인 근위축이 일어나 침을 삼키기 어려운 증상이 동반되며 상처 부위에 통증이 나타난다.

갑자기 쓰러지는데 뇌전증일까?

실신은 대개 앉거나 선 상태에서 진땀이 나거나 어지럼증과 구역질이 나고 눈앞이 캄캄해지는 증상이 나타난 이후, 온몸에 힘이 빠지면서 쓰러지는 것을 말한다. 통증이나 외상, 출혈이나 피로, 같은 자세로 장시간 서 있을 때 감정적 스트레스 등에 의해 쓰러지게 된다.

하지만 뇌전증 발작이 실신과 다른 점은 서 있거나 누워 있거나 하는 자세와 상관없이 나타난다는 것이다. 또한 쓰러질 때 온몸이 강직되기도 하며 팔다리에 주기적으로 경련이 발생하기도 한다. 또한 뇌전증의 경우 발작적 경련이 심하게 일어났다면 기절 후 의식이 돌아올 때까지 최소 2~20분까지 걸린다. 특히 쓰러질 때 타박상을 입지 않았더라도 혀를 깨물게 된다면 뇌전증일 확률이 높다. 단순 실신의 경우는 자신이 쓰러지는 상황을 기억하는 경우가 많으며 발작 없이 금방 정신을 차리게 된다.

아이가 밤에 갑자기 일어나서 발작적으로 우는데 뇌전증일까?

한밤중에 잠을 자던 아이가 소스라치게 놀라면서 깨어 소리를 지르거나 우는 경우가 있다. 배고픈 것도 아니고 기저귀가 젖은 것도 아닌데 계속 보채며 우는 아이를 달래 다시 재우느라 진땀을 빼게 되는데, 이런 경우 뇌전증이라고 오해하는 부모들이 있다. 이런 증상은 뇌전증이 아닌 야경증이라고 부른다.

야경증은 뇌의 일시적인 미성숙으로 발생하며 2~8세 아이들이 잠든 후 1~2시간 이내에 가장 많이 생긴다. 취침 전 과식하거나 정신적 흥분이 원인인 경우가 많으며, 1~5분간 소리를 지르거나 울음을 터뜨리고 경기하듯이 몸을 부르르 떨 때도 있다. 대개 남자아이에게 잘 나타난다. 하지만 손발 등에 몸의 이상한 움직임이 나타나지 않으며 뇌전증과 달리 뇌파에도 이상이 없다. 뇌가 성숙하는 유치원 시기를 지나면 없어지는 경우가 많으므로 심한 경우가 아니라면 걱정하지 않아도 좋다.

이런 여러 가지 병증들이 경련이나 혹은 쓰러짐, 발작적인 행동 때문에 뇌전증으로 오해하기 쉬울 수 있다. 하지만 우리 아이가 뇌전증이면 어떻게 하나, 큰일 났네 하는 걱정보다는 침착하게 아이를 달래고 증상이 어떤 형태로 나타나는지 객관적으로 눈여겨볼 필요가 있다. 같은 증상이 다시 발생하는지 주의 깊게 지켜보아야 한다.

3
뇌전증은 왜 생기게 되는 것일까?

뇌전증이 왜 발생하게 되는지, 어떻게 병이 발전하게 되는지는 아직 속 시원하게 밝혀진 바가 없다. 뇌전증의 원인은 명확하지 않으며 정상적인 뇌 활동을 방해하는 어떤 것이든지 뇌전증을 유발할 수 있다. 이렇게 뇌 활동을 방해하는 원인으로는 질병, 뇌 손상, 뇌의 비정상적인 발달 등 무엇이든지 될 수 있다.

뇌전증의 발생 기전에 대해서는 아직도 논란이 많고 연구 중이다. 따라서 뇌전증의 원인을 알아보는 방법은 여러 환자의 데이터를 통계적으로 모아 분석하여 추측하는 방법 밖에는 아직 다른 방법이 없다. 뇌전증의 원인이 다양하고 뇌의 상태에 따라서도 달라지기 때문에 특정한 원인을 규명하기는 너무 어렵다. 그중에서도 뇌병증, 유전적 원인, 다른 신체적 장애, 두부 손상, 출생 전 손상, 환경적 요인

등이 원인으로 제기되고 있다.

뇌의 활동이 방해를 받는 경우

뇌의 정상적인 활동이 방해되는 대표적인 경우는 뇌에 있는 신경 세포의 전기적 흥분을 전달하는 것을 돕는 화학물질의 불균형을 들 수 있다. 이런 화학물질들은 신경 전달 물질이라고 부르는데, 흥분성과 억제성으로 나눌 수 있다. 흥분성 신경 전달 물질의 경우는 신경을 따라 흥분을 전달하는데, 근육을 빠르게 움직이거나 땀을 내거나 목소리를 크게 내거나 하는 항진적인 작용을 하게 한다. 억제성 신경 전달 물질의 경우는 반대로 신체를 안정시키고 기분을 가라앉히며 근육에 힘이 빠지게 한다.

뇌전증 환자들은 흥분성 신경 전달 물질이 너무 많이 분비되거나 억제성 신경 전달 물질이 너무 적게 분비되는 경우가 많다. 흥분성 있는 신경 전달이 과도하게 분비되기 때문에 약간 들떠 있는 상태로 이해할 수 있다. 뇌전증 환자의 신경의 경우 흥분된 상태일 가능성이 높기 때문에 신경이 매우 민감해진 상태라고 할 수 있다.

GABA(감마 아미노부티르산)라는 신경 전달 물질은 뇌의 전기적 흥분 전달을 느리게 하거나 억제하는 대표적인 물질이다. 인체에서 GABA의 농도가 낮을 경우 뇌전증이 발생하는 경우가 많으며 발작이 증가할 위험도 커진다. 따라서 일반적으로 신경과에서 뇌전증 치료를 위해 처방하는 대부분의 약은 GABA의 생산을 증가시키는 기전을 가지는 것들이 많다.

신경 전달 물질과 연관 지어 생각한다면 신경교라고 불리는 뇌세포의 변화에 의해서도 뇌전증이 발생할 수 있다. 신경교는 신경세포가 신호를 보내는 방법을 바꿀 수 있는 화학 물질의 농도를 조절해주는 세포이다. 이런 비정상적인 뇌의 화학 물질들의 활동은 유전적으로 발생하기도 하고 부상이나 질병에 의해 발생하기도 한다.

뇌도 배가 고프다

뇌의 신경 전달 물질로 일부 뇌의 과흥분 상태를 설명할 수 있으나 근본적으로 이런 상태가 왜 발생하는지에 대해서는 아직 알려져 있지 않다. 하지만 많은 뇌전증 환자들의 표본을 토대로 한 가지 가설을 제기해 보자면 뇌의 불량한 영양 상태를 들 수 있다고 생각한다. 뇌전증은 정상 성인보다는 발달이 모두 이루어지지 않은 어린아이나 뇌신경의 퇴행이 뚜렷한 노인에게서 훨씬 더 많이 발생하는 경향을 보인다. 이런 점을 미루어볼 때, 뇌로 공급되는 영양이 순조롭지 못할 때에 뇌전증이 발생하기 쉽다는 점을 생각해 볼 수 있다.

뇌는 다른 장기에 비해 영양분이 아주 낮을 때에도 가장 먼저 효율적으로 에너지를 쓸 수 있는 기전(機轉)을 가지고 있다. 따라서 영양이 부족할 때에도 뇌에서는 다른 장기에서 이용하지 않는 케톤까지 사용하여 에너지 대사를 하기 때문에, 뇌는 영양분을 가장 잘 빨아들이고 효율적으로 이용한다고 볼 수 있다. 그런 뇌에서 영양이 부족하게 되면 강력한 면역 기전이 작용하게 되어 뇌의 민감성이 증가하게 되고, 이런 기전에 따라 뇌전증이 발생하게 될 확률이 높아지는 것이다.

실제로 소화기 장애가 있는 영유아들이 정상적인 영유아보다 발달장애와 연관이 더 높다는 연구 결과도 있다. 한창 커야 할 시기의 아이들은 발달에 많은 에너지를 쓰기 때문에 에너지가 부족할 때에는 그런 발달에 문제가 생기고 뇌에 영양이 부족하게 되는 것이다. 잘 먹더라도 영양분이 잘 흡수되지 않으면 정상적인 뇌 발달에 문제가 생기게 되고, 이렇게 배고파진 뇌는 과도하게 신호를 내보내게 되는 것이다.

엄마가 뇌전증이면 아이도 뇌전증일까?

일반적으로 나타나는 비특이적인 뇌전증의 경우에는 유전적 경향이 나타나지 않는다. 하지만 특정 유전자로 인하여 발생하는 질병에 의해 발생하는 뇌전증은 유전적 소인(素因)이 나타난다. 이런 유전적 소인은 인체에서 칼륨, 칼슘, 나트륨 등 다른 화학 물질들의 활동을 미묘하게 변화시킨다.

라포라 병이라고 부르는 심각한 형태의 뇌전증은 유전자 하나가 빠져 탄수화물의 합성을 방해하기 때문에 발생한다. 유전적 소인이 항상 뇌전증의 직접적인 원인이 되는 것은 아니지만 질병이 나타날 경우에는 그 병증이 아주 심하게 나타나는 경향이 있다.

뇌가 아파서 생기는 뇌전증

뇌에 병증이 있어서 발생하는 뇌전증의 경우에는 원인이 되는 병증을 치료하면 뇌전증을 치료할 수 있다. 뇌에서 문제가 발생하는 부분이 어디인지, 얼마나 많은 손상을 입었는지에 따라서 발작이 치료되는 데 차이가 있다. 뇌종양, 알코올 중독, 알츠하이머병 등의 병증이 뇌의 정상 상태를 저해하기 때문에 뇌전증을 발생시킬 수 있다. 뇌졸중, 심장 마비 등 다른 병증들도 뇌로의 혈액 순환에 영향을 미쳐 뇌전증을 일으킬 수 있다. 성인에서 발병하는 뇌전증의 3분의 1이 뇌혈관계 질병에 의해 발생한다.

뇌수막염이나 바이러스성 뇌염, 후천성 면역 결핍 증후군(AIDS)과 같은 감염성 질환들도 뇌전증을 일으킬 수 있다. 뇌성마비, 자폐와 같은 발달장애나 대사 부전과 같은 질환도 뇌전증을 일으킬 수 있다. 뇌수막염이나 뇌염과 같은 염증성 질환이 어린 나이에 발생한 경우 뇌전증과 함께 발달장애가 동반되기도 한다.

다양하게 발생하는 뇌전증

두부 외상으로 인하여 뇌에 병증을 일으켜 발작이 일어날 수 있다. 비슷한 기전으로 출산 전 상해에 의해서도 뇌전증이 발생할 수 있다. 엄마 뱃속에 있는 태아는 뇌가 발달 중이기 때문에 산전 상해에 쉽게 해를 입을 수 있다. 임신을 한 상태에서 엄마가 감염이 되었을 경우, 잘 먹지 못했을 경우, 담배를 피거나 약물을 남용한 경우, 알코올을 섭취한 경우 뇌성 마비를 일으킬 수도 있고, 뇌병증을 야기하여 뇌전증을 일으킬 수 있다.

아이들에게 발생하는 뇌전증의 20% 정도는 뇌성 마비나 다른 신경계의 질환에 의해 발생한다. 태어나기 전 적절히 발달이 이루어지지 못한 신경세포가 있는 뇌의 부위와 연관이 있을 수도 있다고 한다.

환경적인 문제도 간과할 수는 없다. 납이나 일산화탄소, 특정 화학 물질에 노출된 경우 뇌전증이 발생할 수 있다. 마약이나 알코올을 남용한 경우, 잠이 부족한 경우, 스트레스, 호르몬의 변화 등도 영향을 줄 수 있다. 특정 항우울제나 항불안제를 복용하다가 중지한 경우도 뇌전증이 나타날 수 있다.

뇌전증이 발생하는 원인에 대해 길게 서술하였지만 간략하게 말해 뇌에 병증을 일으킬 수 있는 거의 대부분의 원인들이 뇌전증을 일으킬 수 있다고 생각하면 된다. 뇌전증이 일어나는 기전이 명확하게 밝혀져 있지 않기 때문에, 딱히 어떤 방법으로 뇌전증을 효과적으로 예방할 수 있다고 단정 지을 수도 없다. 뇌전증이 왜 발생했는지에 집중하기보다는 이미 뇌전증이 발병했다면 효과적으로 치료하고 관리할 수 있는 방법에 대해 논하는 것이 훨씬 더 도움이 될 것이다.

2부

뇌전증 치료의 진실

1

항경련제는 뇌전증 치료제일까?

일반적으로 뇌전증 치료는 약물에 의해 가장 많이 이루어진다. 흔히 항경련제라고 불리는 약인데, 과연 항경련제의 뇌전증 치료 효과가 얼마나 좋은지 그 진실에 대해 말해 보고자 한다. 항경련제는 말 그대로 경련을 억제하는 약물이다. 포털 사이트에서 뇌전증에 대해 검색을 해보면 대부분의 경우 여러 가지 종류의 항경련제로 경련을 '조절'한다고 뇌전증을 설명하고 있다.

항경련제는 말 그대로 경련을 조절하는 약이기 때문에 경련이 발생하는 원인을 치료해 주지 않는다. 바꿔 말하자면 두통이 발생하여 진통제를 먹고 있는 상황과 비슷한 것이다. 두통을 일으키는 원인에 대한 치료가 이루어지지 않기 때문에 환자는 진통제를 먹어서 마치 통증이 없는 것처럼 느낄 뿐이다. 항경련제도 마찬가지이다.

경련이 일어나는 경로를 차단하기 때문에 겉으로는 경련이 일어나지 않아 병이 나아지고 있는 것처럼 보인다. 하지만 경련을 일으키는 원인을 치료하지 않았기 때문에 항경련제로 치료를 하다가 복용을 중단하였을 때 경련이 재발하는 경우가 많다.

말 많은 항경련제

외국의 한 논문에서 항경련제가 미성숙한 뇌에서 신경의 발달에 미치는 영향을 연구한 것을 발표한 적이 있다. 이 논문에서는 경련이 뇌의 발달에 유익할 수도 해로울 수도 있지만 일종의 신경을 보호하는 작용이 있다고 하였다. 경련이 과도하게 흥분한 뇌의 스트레스를 풀기 위한 일종의 자기 보호적 기전에 의하여 발생한다고 본 것이다. 뇌가 영양과 휴식이 필요할 때 경련을 통해 신경계의 안정을 되찾는다는 것이다.[*]

이는 항경련제와 경련은 뇌에 상반되는 영향을 끼칠 수 있다는 의미로, 오히려 항경련제가 경련보다 더 해로울 수 있다는 우려를 낳았다. 항경련제는 경련을 억제하기 위해 뇌신경의 민감성을 떨어뜨리며 흥분 전도를 저하시킨다. 이로 인해 일부 신경 기능 발달이 저해될 수 있는데, 이는 항경련제가 아무리 경련을 잘 조절한다고 할

---

[*] *Antiepileptic drug treatment in a community health care setting in northern educator : a prospective 12 month assessment*, M. Placencia, Epilepsy research, 14(1993) p. 237~244

지라도 무시할 수 없는 문제이다.

과연 항경련제를 통해 경련을 일단 멈추고 보는 것이 신체적, 정신적으로 바람직한 것일까? 항경련제의 복용에 대해서는 학계에서도 아직 논란 중이다. 전문 의학지의 기고글을 살펴보더라도 그런 논란은 아직도 지속되고 있다. 항경련제를 복용 중인 뇌전증 환자들은 항경련제가 인지상애 등의 부작용을 유발할 수 있음을 모른 채 약을 복용하는 경우가 많다. 다만 피부 발진 등의 가벼운 신체적 변화와 관련된 부작용에 대해서만 주의를 기울일 뿐이다. 의사들 중 일부가 항경련제의 인지력 저하의 부작용에 대하여 관심이 부족한 것이 아닌가 하는 걱정이 들기도 한다.

대단히 분명한 것은 모든 항경련제는 정도 차이만 존재할 뿐 인지장애를 초래하는 부작용이 있다. 뇌전증이 발생하는 환자군에는 영아와 노인이 많다. 노인의 경우 퇴행성 뇌질환으로 인하여 뇌전증이 발병하는 경우가 많으며, 뇌전증과 무관하게 인지장애가 나타나는 경우가 많기 때문에 일단 제외할 수 있다. 하지만 영아나 유아의 경우, 성인과 달리 뇌가 성숙하게 발달하지 않았기 때문에, 미성숙한 뇌에 항경련제가 미치는 영향은 생각하는 것보다 심각할 수 있다.

항경련제 치료율의 진실

항경련제의 부작용을 차치하더라도 항경련제를 복용해서 과연 뇌전증이 조절되는 것인가 의심되는 점이 있다. 뇌전증의 자연 관해율

(寬解率)은 40%에 이른다. 관해라고 하는 것은 약을 먹는 등의 치료를 받지 않은 상태에서 병적인 증상이 나타나지 않는 것을 의미한다. 쉽게 말하면 자연 치유율을 말하는 것이다. 병원에서 치료를 받을 때에도, 항경련제를 복용하지 않고 1년 이상 증상이 나타나지 않을 경우, 관해의 판정을 내리는 경우가 많다.

항경련제가 70% 가까이 뇌전증을 조절할 수 있다고 주장하고 있지만 이는 뇌전증의 자연 관해율을 무시한 결과이다. 한 외국 연구에서 뇌전증에 대한 항경련제 효과를 연구하기 위해, 뇌전증 치료제에 노출된 적이 없는 개발도상국 국가에서 임상 시험을 진행했다는 발표를 한 적이 있었다.* 선진국의 경우 뇌전증에 여러 가지 치료를 시도하며 뇌전증 치료제를 복용했을 확률이 높기 때문에, 순수한 임상 실험군을 확보하기 위해 개발도상국에서 임상 연구를 진행한 것이다. 하지만 한 번도 항경련제를 복용한 적이 없는 환자군을 대상으로 한 연구에서도 항경련제의 치료율은 크게 다르지 않았다. 오히려 전혀 치료받지 않은 뇌전증 환자군에서 관해율이 40% 정도로 선진국과 비교하여 다를 바 없었던 것이다. 결국 뇌전증 치료를 위해 여러 가지 약물을 복용할 수 있는 환경에 노출된 경우와 전혀 약에 노출되지 않은 경우, 두 경우에 뇌전증 증상이 저절로 사라지는 정도는 비슷하게 나타난 것이다.

더욱 놀라운 사실은 약물에 반응하지 않는 난치성 뇌전증의 경우

---

* *Comprehensive primary health care antiepileptic drug treatment programme in rural and semi urban Kenya*, A. T. Feksi, The Lancet, vot. p.337, feb. 16, 1991

에도 연구 대상 뇌전증 환자의 30% 정도로 비슷했다는 사실이다. 결국, 항경련제가 있는 환경에서든 항경련제가 없는 환경에서든, 뇌전증의 경과는 차이가 없을 수도 있는 것이다. 항경련제가 병의 경과에 크게 영향을 미치지 않는 것이 사실이라면, 뇌전증 환자들이 항경련제를 복용하는 이유에 대해 다시 한 번 생각해 보아야 한다.

따라서 항경련제가 잘 듣거나 반드시 필요한 뇌전증에 대해 연구하고, 정밀하고 체계적으로 항경련제를 투여해야 한다. 만약 자연적으로 관해율이 높은 뇌전증이거나, 항경련제가 듣지 않는 뇌전증이거나, 경련 자체가 문제되지 않는 뇌전증이라면 뇌의 기능에 많은 문제를 일으키는 약을 굳이 복용할 필요가 없는 것이다. 특히나 뇌의 발달이 성숙하지 않은 영유아들에게 일단 항경련제를 투여하고 뇌전증이 조절되는지 지켜보는 식의 치료는 경솔한 처사가 될 수 있는 것이다.

항경련제는 치료제라기보다는 경련 억제제에 가까운 측면이 있다. 대한뇌전증학회에서도 이 사실에 대해서는 일부 인정하고 있다. '항경련제를 복용하면 뇌전증의 자연 경과를 변화시킬 수는 없지만 뇌전증 발작의 재발을 막을 수 있고, 이로 인하여 삶의 질을 향상시킬 수 있다는 것은 이미 알려진 사실이다.'라고 말하고 있다. 항경련제의 복용이 뇌전증의 치료를 위해서가 아니라 뇌전증의 발작을 억제하여 뇌전증 발작으로 인해 불편할 수 있는 삶의 질을 개선한다는 것이다.

그렇다면 항경련제를 장기적으로 사용할 시 수반되는 부작용과,

뇌전증 발작이 억제됨으로써 얻는 편리함 중 어떤 것이 중요한 것일까? 항경련제는 한 번 복용하기 시작하면 장기적으로 복용하는 경우가 많다. 또한 약을 먹다가 중단할 시에는 50% 이상의 환자에서 발작이 재발한다고 알려져 있다. 약을 먹으면서 3년 동안 뇌전증이 조절되었음에도 불구하고 약을 끊을 경우 50%에서 재발한다는 연구 결과가 있다. 항경련제는 뇌에 직접적으로 작용하여 발작을 억제하는 약물로서, 신체의 안정을 도모하거나 발작의 원인을 제거해 주지는 못한다. 따라서 약물 의존성이 매우 높게 나타나고, 약물의 농도가 떨어질 경우에 경련이 재발할 가능성이 높다.

항경련제를 복용하기 전에, 과연 항경련제를 복용하는 것이 환자에게 유익한 것인가 심도 있게 고민해야 할 것이다. 특히나 영유아의 경우, 한 번 항경련제를 먹기 시작하면 끊기도 어려울 뿐만 아니라 뇌 손상까지 걱정해야 하기 때문에 보다 강력하게 주의할 것을 권하는 바이다.

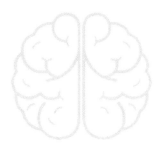

2
항경련제의 다양한 부작용

항경련제를 무조건적으로 쓰지 말아야 한다는 것은 아니지만, 뇌전증 환자나 환자의 보호자는 부작용을 인지하고 있어야 한다. 실제로 환자들을 보면 항경련제를 처방받으면서 부작용에 대해 자세히 설명을 듣는 경우는 드문 것 같다. 항경련제를 복용하는 모든 환자에게 부작용이 발생하진 않지만 대개 영유아나 노인에게 더 심각한 부작용이 나타나는 경향이 있다. 일반적으로 약의 용량에 따라 부작용이 비례해 나타나는 경우도 있지만 경미한 용량의 항경련제를 복용하더라도 다른 약물들을 함께 칵테일 요법으로 복용할 경우 그 부작용이 훨씬 커지는 경우도 있다.

항경련제의 부작용으로는 골다공증과 같이 비교적 삶에 심각한 문제를 일으키지 않는 부작용도 있지만 출혈과 같은 치명적인 부작용도 있다. 골다공증 같은 경우에는 대체 약물로 부작용을 감소시킬 수도 있고, 출혈도 아주 드물게 나타날 뿐더러 병원에서 처치를 받으면 극복할 수 있다. 정말 환자들이 걱정해야 할 부작용은 신경정신계통에 나타나는 부작용이며, 특히 소아의 경우에는 정서 발달과 사회성 발달에 문제를 낳고, 심각하게는 인지 저하를 유발한다는 점이다. 특히나 항경련제의 효과를 검증하는 대부분의 임상시험이 길어야 1~2년의 추적결과로 항경련제의 부작용을 판단하고 있으므로, 항경련제를 장기적으로 투여할 경우 아이의 성장에 있어서 장기적으로 뇌에 어떤 장애를 남길지 현재로서는 예측이 불가능하다.

약물의 부작용은 약물 복용으로 얻을 수 있는 이득과 부작용으로 입을 손실의 경중을 따져 판단해야 한다. 예를 들어 경련으로 쓰러져서 심각한 머리 손상이나 골절을 입을 수 있는데, 항경련제 복용으로 이러한 우려를 줄일 수 있지만, 다낭성 난소증후군의 위험이 있을 수 있다면 당연히 항경련제를 복용해야 한다. (다낭성 난소증후군은 심혈관계질환과 연관성이 있다고 밝혀져 있지만, 현재로서는 불임 외에는 심각한 문제를 낳는 질환은 아니다.) 항경련제가 환자에게 정말 효과가 있는지, 예상되는 부작용은 어떤 것이 있는지, 부작용을 감수하고라도 약물을 복용할 필요가 있는지 의사는 판단을 해야 하고, 환자도 일부 약물 복용 결정에 참여를 시켜 투여를 최종 결정해야 하는 것이다.

이러한 전제 하에 항경련제의 부작용들을 대표적인 것들 위주로 살펴보고, 효과 대비 부작용의 경중을 따져보자.

신경정신계에 나타나는 부작용

항경련제가 직접적으로 작용하는 부위인 뇌와 신경에서는 그 부작용이 제일 현격하게 나타난다. 항경련제로 인하여 뇌에는 원치 않는 부작용이 나타날 수 있는데, 신경계와 관련해서는 집중력 장애, 어지러움, 불안징성, 복시 등이 나타날 수 있다. 이런 신경계 증상은 적은 용량에서도 나타날 수 있는데, 용량이 높아지거나 항경련제의 종류가 늘어날수록 훨씬 더 증상이 심해지는 경향이 있다. 특히나 신경계 증상들은 한 번 나타나기 시작하면 갈수록 더 심해지는 경향이 있다. 페니토인과 카바마제핀의 경우는 무기력감, 피로 등을 호소할 수 있으며 발프로익산의 경우는 몸의 떨림 증상도 나타날 수 있다.

다른 부작용으로는 기분의 불편함, 우울증, 불안함, 정신장애가 나타날 수 있다. 어떤 약물의 경우는 기분 상태를 오히려 흥분시키는 경우도 있다. 리베티라세탐, 페노바비탈, 토피라메이트의 경우는 우울증을 유발하며, 카바마제핀, 발프로익산, 라모트리진의 경우는 조증을 유발할 수 있다. 또 다른 부작용으로는 두통, 체력 약화, 메스꺼움, 졸림, 건망증 등이 발생할 수 있다. 일부 항경련제에서는 언어장애나 발음장애까지 나타나기도 한다.

영유아에게 항경련제는 다른 부작용을 나타낼 수 있다. 아이들의 과잉 행동장애는 항경련제의 부작용으로 나타날 수 있다. 또한 아이들의 인지장애도 항경련제의 심각한 부작용이라고 할 수 있다. 인지장애 정도가 미약한 각각의 항경련제라도 두 약제를 함께 사용하면 심한 인지장애를 초래할 수 있다. 또한 모든 기존의 항경련제는 어느 정도 인지장애를 초래하는 부작용이 있다. 기억장애, 정신서행, 주의력 결핍 등이 함께 동반되는 경우가 많으며, 신체적, 정신적 발달이 진행되고 있는 영유아의 경우에는 발달이 지체되는 발달장애도 흔하게 나타난다. 인지장애는 다른 부작용과 달리 뇌전증 환자의 삶의 질을 극도로 하락시킨다는 점에서 보다 주의해야 할 필요가 있다. 머리가 아프거나 어지럽거나 구토하는 증상은 약을 먹으면서 불편한 증상일 뿐이다. 하지만 영유아의 인지장애와 발달장애의 경우는 뇌에 돌이킬 수 없는 장애를 남기기 때문에 큰 문제가 되는 것이다.

자살과도 연관이 있는 항경련제

항경련제의 또 다른 심각한 부작용 중 하나는 자살에 관한 것이다. 미국 식품 의약품 안전청에서는 최근 항경련제의 임상 실험에서 플라시보 그룹에 비해 항경련제 복용 그룹에서 현저하게 높은 자살 충동이 나타났다며 권고문을 발표했다. 뇌전증이란 병증 자체가 뇌신경을 과하게 흥분시켜서 병으로 인하여 자살 충동이 일어나기 때문에, 뇌전증 환자의 자살율이 높은 것이라는 것이 지금까지의 일반적인 설명이었다. 하지만 최근 여러 연구와 발표에서 뇌전증과 자살의 관련성보다 항경련제 복용과 자살의 관련성이 더 높다는 사실이 밝혀지고 있다.

이 부작용에 대해서는 항경련제를 복용하는 환자 중에 자살을 시도할 사람이 몇 명이나 될까를 놓고 고민해야 하는 것이 아니라, 앞서 언급한 정신신경계통에 일으키는 부작용의 연장선상에서 항경련제가 자살을 유발하는 정서 상태를 만드는 것으로 이해해야 한다. 그렇게 한다면 항경련제를 복용하는 환자가 어떤 정서 상태에 놓이게 되는지 짐작해 볼 수 있다.

골다공증을 일으키는 항경련제

항경련제는 뼈의 건강과 밀접한 관련이 있다. 뇌전증 환자는 뇌전증을 가지지 않은 사람과 비교하였을 때 골반 골절의 위험이 3배 높고, 기타 다른 골절의 위험은 2배 높다고 알려져 있다. 항경련제는 비타민 D가 정상 상태보다 빠르게 배설되도록 하는데, 비타민 D는 뼈를 튼튼하게 해주는 데 필요한 중요한 물질이다. 따라서 항경련제를 복용할 경우 비타민 D가 부족하게 되어 뼈에서 점점 칼슘이 밖으로 빠져나가 뼈가 약해지게 되는 것이다.

경북대 소아신경과 클리닉에서 진행된 성장기 어린이를 대상으로 한 연구 결과에서는 1년 이상 항경련제를 투여한 5세 이상의 환자 70명을 상대로 골밀도를 측정한 결과 전체적으로 골밀도가 낮아지는 것으로 나타났다고 한다. 성장기 어린이의 경우 급격한 성장이 이루어지는 시기이기 때문에 성인보다도 더욱 조심할 필요가 있다.

호르몬 이상을 일으키는 항경련제

또한 항경련제는 우리 몸의 심부름꾼인 호르몬에도 영향을 미친다. 주로 영향을 미치는 호르몬은 여성호르몬인 에스트로겐, 프로게스테론과 갑상선에서 분비되는 호르몬이다. 에스트로겐은 대표적인 여성호르몬으로 디라틴이나 페노바비탈을 복용했을 때 쉽게 분해될 수 있으며, 데파코트를 복용했을 때는 에스트로겐의 활동이 느려질 수 있다. 에스트로겐의 활동에 문제가 생겼을 경우에 젊은 여성의 경우 그 부작용이 더 심할 수도 있다. 호르몬의 기능 이상으로 털이 많이 나는 다모증, 비만, 머리카락의 탈모, 무배란, 여드름 등이 나타날 수 있다.

데파코트라는 항경련제를 복용하는 여성의 50%에서는 다낭성 난소증후군이 발견된다고 한다. 일반적으로 뇌전증 환자에게 다낭성 난소증후군이 동반되는 비율이 높은 편이기는 하지만 이 경우는 훨씬 높은 비율이다.

이 외에도 항경련제로 인하여 발생할 수 있는 부작용은 다양하다. 그렇다면 경련을 멈추는 일이 부작용을 보상할 만한 것인지 따져보아야 한다. 특히나 항경련제가 불필요하거나, 치명적인 부작용을 낳을 것이라고 예상되거나, 다른 부작용이 적은 치료로 경련 억제를 할 수 있는 환자라면 항경련제 투여에 대해 고민할 필요가 있다.

22년간 항경련제를 복용한 환자의 한방 단용 치료

환자는 25세의 여성으로 만 3세부터 뇌전증 발작이 시작되었다고 했다. 뇌전증의 가족력이 없었으며 열성 경련 뇌수막염이나 뇌수술의 기왕력도 없이 정상적인 발달을 해왔다. 최근까지도 여러 대학병원에서 정기적인 검사를 했으나 MRI와 뇌파검사에서는 이상이 나타나지 않았다. 뇌전증 발작은 갑자기 심한 어지러움이나 양 측두부의 격렬한 두통이 두정부까지 확산되고, 그 후 의식을 잃고 눈이 돌아가고 온몸이 강직되는 양상이라고 한다.

만 3세부터 오르필을 복용하면서 경련은 억제되었으나 약물복용을 중단하면 경련이 심해져 지속적으로 항경련제를 복용하였다고 한다. 첫 출산은 필자들이 몸담고 있는 본원(동서융합병원, 구 자연인한의원)에 내원하기 2개월 전에 하였으며 출산 후에도 오르필을 1일 3회 복용하고 있었다. 그러던 중 내원 4일 전에 한 번의 경련발작을 하였다고 했다. 환자는 오랜 기간 동안 항경련제를 복용했음에도 약물을 끊으면 재발한다는 사실에 대해 심한 실망감을 갖고 있었다. 그리고 항경련제 복용 시 일상생활이 힘들 정도로 무기력해지고 졸리는 부작용이 있다고 하였다.

본원의 치료원칙상 오랜 기간 동안 항경련제를 복용한 환자의 경우에는 항경련제와 탕약 치료를 일정기간 병행한다. 그러나 이 환자는 항경련제의 부작용이 심하여 스스로 항경련제 감량을 적극적으로 원했고, 최근에 오르필 복용 중에도 경련이 2차례 있긴 했지만 그 전에는 몇 년간 경련이 없었다는 점, 그리고 환자가 1주일에 3회 이상 침 치료를 받을 수 있다는 점을 종합적으로 고려하여 다음과 같은 치료계획을 정했다.

치료 첫 달은 오르필 1일 3회 복용을 유지하면서 탕약 치료와 1주일에 3회씩 침 치료로 신체상 큰 변화가 나타나는지를 확인한다. 이상이 나타나지 않으면 이후 1개월에 오르필을 1정씩 줄여나가기로 했다. 한방적인 진찰결과 출산 직후라 복진상으로는 허증이고 얼굴색은 윤기 없는 백황색이었다. 맥진과 설진상은 전형적인 음증이었다. 그러나 문진상 간혹 짜증이 심하게 나고 명치 밑이 답답해지며 입안이 텁텁해지고 잠들기가 힘든 경우가 많다고 하였다.

이러한 문진상의 증후는 본원의 뇌전증 분류법에 의하면 전형적인 대사성 뇌전증의 증거들이다. 처방은 복진과 설진 및 맥진에 근거하여 산후조리 약을 기본방으로 하고 문진상으로 나타난 간열을 진정시키는 약물, 그리고 수면을 도와주는 약물을 추가하였다. 복용은 1일 3회를 원칙으로 하였다.

치료 개시 후 첫 달은 아무 이상이 나타나지 않아 2개월째부터 오르필 복용을 3회에서 2회로 줄였다. 줄인지 보름 정도 지난 후에 갑자기 어지러움과 두통이 심하게 발생하였다. 이는 오르필의 혈중 농도가 떨어지면서 생긴 것으로 추정되었다. 탕약복용을 1일 3회에서

4회로 늘리고 매주 3회의 침 치료로 어지러움과 두통을 서서히 감소시켜 나가자, 일주일 정도 지나면서 다시 안정을 되찾았다.

3개월째에 다시 오르필을 1일 2회에서 1회로 감량하였다. 그러자 10일 후 심한 어지러움과 두통과 함께 하루에 두 번 경련발작이 나타났다. 그러나 이전과는 달리 의식은 유지된 채였다. 오르필 감량으로 인해 하루에 경련이 두 번씩이나 있었으나 의식이 유지된다는 점으로 보아서 이전보다는 몸이 안정된 것으로 파악하였다. 탕약복용을 1일 5회까지 늘리라 지시하고 침 치료는 1일 3회를 유지하였다. 그로부터 1주일 후 다시 1분 정도의 경련을 한 번 더하고 다시 1주일 뒤에 1회 더 경련하여 총 4회의 경련을 하였다.

4개월째에는 오르필 복용을 완전 중단하였으나 더 이상의 뇌전증 발작은 나타나지 않아, 다시 탕약복용은 1일 3회 침구 치료는 1주일에 3회씩 하였다. 이후 5개월째부터 1년 사이에는 침 치료를 일주일에 1~2회로 줄였으나 경련은 없었으며, 실신 1회, 1~2회 정도의 불면 경향과 편두통을 호소한 정도였다.

치료 시작 2년째부터는 탕약복용을 50% 감량하였으며 침 치료는 보름에 1회 정도로 줄였다. 한방 치료의 강도를 줄이자 1개월에 1회 정도로 두통과 어지러움을 호소하였으며, 일상생활에서도 짜증이 늘고 불면이 나타났다. 이는 앞서 언급한 대사성 뇌전증 발작의 근본원인인 간열이 아직 안정되지 않았다는 표식이다. 환자가 육아로 인한 피로와 스트레스가 신체에 악영향을 미쳤을 거라 생각한다.

치료 시작 후 만 3년이 될 즈음에는 격렬한 두통이나 어지러움은 없어지고 간혹 머리에 스파크처럼 찌릿한 통증이 순간 생겼다가 사라진다고 하였다. 환자의 뇌전증 전조증상도 많이 완화된 것으로 보아 탕약은 2일에 1회 복용으로 줄였으며 침 치료는 식체나 감기와 같은 증상이 나타났을 때를 제외하곤 더 이상 시행하지 않았다. 치료 시작 후 3년 2개월째에 측두부의 순간적인 두통이 나타난 것을 마지막으로 8개월이 지난 현재까지 어지러움이나 두통을 호소하지 않고 있다. 앞으로 2개월 정도까지 안정이 이루어지면 만 4년 만에 2일에 1회 복용하는 탕약 한방 치료도 종료할 예정이다.

이 치료 사례는 환자와 의사 간의 신뢰 없이는 가능하지 않았을 것이다. 이 사례는 뇌전증 치료에 있어 중대한 의미가 있다. 일상생활이 힘들 정도의 부작용을 감수하고 22년간 항경련제를 복용하였으나 약물을 중단하면 재발하던 뇌전증 발작이 4년간의 한방 치료만으로 소실되었기 때문이다. 이와 같은 대사성 뇌전증의 경우에는 한방 치료가 효과적이다. 항경련제를 사용하지 않고도 체질적인 안정을 통하여 뇌전증 발작을 치료할 수 있다는 것을 증명한 점에서 큰 의미가 있다.

여기서 환자들이 알아야 할 점이 있다. 근본 치료를 했다고 해서 완치되어 앞으로 뇌전증 발작이 일어나지 않는다는 것은 아니다. 음주, 피로, 스트레스, 수면 부족 등이 누적되면 언젠가 다시 발작이 생길 수 있다. 따라서 항상 일상생활에 주의하면서 1년에 2차례 정도는 한의원에 내원하여 정기적인 검진을 받아야 한다.

3

아이를 멍청하게 만드는 항경련제

항경련제의 부작용 중에 가장 우려해야 하는 점 중 하나가 바로 인지장애이다. 인지장애란 주위의 환경에 적응하기 위해 관련 정보를 얼마나 잘 이용할 수 있는가를 알 수 있는 개인의 능력이다. 예를 들면 병에 든 콜라를 먹기 위해 근처에 있는 병따개로 병뚜껑을 따고 콜라를 마시는 행동은 인지 기능에 의한 것이다. 정보를 얻기 위해 질문을 구성하고 적절한 행동을 취하는 것도 인지 기능에 기반한 것이다. 이런 인지 기능이 떨어지게 되면 그야말로 약간 모자란 사람이 되는 것이다.

약간의 차이만이 있을 뿐 대부분의 항경련제는 인지장애를 초래한다. 항경련제는 신경 세포의 과민성을 줄이는 것이 주된 목적인 약물인데, 비정상적인 세포만 골라서 과민성을 줄일 수 없기 때문에 정상 세포의 민감성까지 떨어뜨리게 된다. 따라서 정상적인 대뇌 세포의 민감성까지 떨어뜨리기 때문에 항경련제의 약리작용상 인지장애가 발생할 수밖에 없다. 비정상적으로 마구 자라나는 암세포를 억제하기 위해 세포 성장을 억제하는 항암제를 투여할 경우 약물이 정상세포에도 작용하여 피부가 거칠어지고 머리카락이 빠지는 등의 부작용이 생기는 것과 비슷한 현상이라고 볼 수 있다.

하지만 인지장애의 경우 그 파급 효과는 머리카락이 빠지는 것과는 비교할 수 없다. 더군다나 한창 자라나는 아이들의 경우 뇌에 비가역적인 손상을 초래할 수 있기 때문에 평생 돌이킬 수 없는 장애를 초래할 수 있다. 또한 두 가지 이상의 항경련제를 복용하면 한 가지 항경련제를 사용하는 것에 비해 인지장애가 심각한 것으로 나타난다. 실제로 약물에 잘 반응하지 않는 난치성 뇌전증이 전체 뇌전증의 30% 정도를 차지하는데, 그런 환자들의 경우 복합적으로 약을 복용하는 경우가 많다. 이런 경우 심각한 인지장애는 거의 필수적으로 동반될 수밖에 없는 것이다. 또한 한 가지 항경련제만 복용한다고 할지라도 수년간 장기적으로 복용할 경우 역시 인지장애가 심각하게 나타난다.

그렇다면 과연 인지장애를 감수하면서까지 경련을 억제하기 위해 항경련제를 투여해야 하는 것일까? 항경련제가 정말로 인지장애를 그렇게 심하게 만드는 것일까? 인지장애가 한 번 발생하면 다시 돌이킬 수 없는 것일까?

돌이킬 수 없는 인지장애

항경련제에 의한 인지장애는 다시 돌이킬 수 없는 것으로 예측된다. 돌이킬 수 없을 경우, 특히 성장기 어린이라면 향후 정상적인 생활의 유지를 위해서라도 인지 기능의 발달을 정상적으로 이루어내는 것이 무엇보다도 중요하다.

과도한 항경련제 복용으로 인하여 발생할 수 있는 인지장애는 충분히 사전에 예방할 수 있기 때문에 안타까움을 금할 수 없다. 영국의 한 연구에서는 임신 중 항경련제를 복용한 여성에게 태어난 아이들을 대상으로 한 조사 연구에서 아이들에게 IQ의 저하가 나타났다고 보고했다. 아이들은 지능에 이상을 보이기도 하였고 언어장애를 가진 아이도 있었다. 항경련제로 많이 쓰이는 페노바비탈의 경우, 장기간 복용한 소아들은 대조군에 비해 평균 IQ가 8.4점 낮고 30%에서는 행동장애를 보이며 그중 20%에서는 약물 복용을 중지해야 할 정도로 부작용이 심하다고 하였다.

성인의 경우 항경련제로 인해 발생하는 인지적 결함에 대한 연구가 보다 많이 이루어진 편이다. 약물마다 인지장애가 발생할 시의 용량 조절이나 약물 대체 등 치료법에 있어서도 보다 구체화되어 있다. 하지만 아이들의 경우는 인지장애에 대한 본격적인 연구가 부족한 상황이다. 동물을 통한 생체 실험을 통해, 발달 중인 뇌에서는 심각한 항경련제 부작용이 초래된다는 것이 연구 발표되었을 뿐이다. 실제로 항경련제는 성인보다도 뇌가 미성숙하고 빠른 속도로 발달 중인 어린이들에게 더욱 심각하고 광범위한 영향을 끼치는 것으로 보인다. 하지만 아이들의 경우는 대조군으로 임상 실험을 하기가 극히 어려우며, 인지와 발달의 정도를 짧은 기간마다 세밀하게 확인할 수 있는 수단 역시 부족하다. 따라서 안전성에 대한 충분한 근거 자료 없이 약물이 투여되고 있는 상황이 발생한 것이다.

특히나 어린아이일수록 부모의 걱정과 불안 때문에 항경련제를 복용하는 경우도 있다. 외국의 경우, 발작 횟수가 적고 특정 뇌전증 증후군으로 이행될 증상이 보이지 않을 경우 관찰을 하면서 부모와 함께 의논하여 항경련제를 투약하는 경우가 많다. 하지만 우리나라의 경우는 항경련제 투약이 좀 더 쉽게 이루어지는 경향이 있는데, 심지어 부모들이 극도로 불안해하기 때문에 항경련제를 투약하는 경우도 있다. 이런 경우를 따로 부모의 경련 공포증이라 칭하기도 한다.

아이들의 뇌는 무한히 발달할 수 있으며, 일정 시기에 발달하지 못하면 발달이 지체되는 불상사가 발생하기 쉽다. 한마디로 클 때를 놓쳐버리면 크지 못하는 것이다. 초등학교에 들어가서 덧셈을 배우고 중학교에 올라가서 인수분해를 배우듯, 인체의 신체적 정신적 발달도 모두 각자의 시기가 있고, 그 시기를 놓치게 되면 정도를 따라잡기가 너무나 어렵게 된다. 생명에 위협을 줄 정도로 심한 뇌전증 중첩증이나 심각한 경련을 일으키는 희귀한 뇌전증 증후군이 아닌 경우라면, 내 아이에게 항경련제를 투약해야 하는지 심도 있게 고민해 보아야 할 것이다. 경련을 조절하는 것은 어찌 보면 환자보다도 주위 사람을 더 안정적으로 만들기 위한 것이 아닌가라는 생각도 해보아야 하는 것이다. 무엇보다 인지 발달을 우선으로 하여 아이의 삶의 질을 고려하는 인간적인 치료가 우선되었으면 하는 바람이다.

치료 사례

항경련제 부작용이 심한 만 10세 여아

만 9세였던 해 4월에 처음으로 경련이 발생하였다고 한다. 잠이 든 지 1시간이 경과한 후 몸을 움찔거리는 경련이 몇 차례 반복되었다. 그 이후 두 달에 1회 정도의 주기로 수면 중 고개가 돌아가며 사지가 가볍게 강직되는 경련이 반복되었다. 그리고 12월 20일경 다시 수면 초기에 사지가 강직되며 대발작을 하였다고 한다.

종합병원에서 검사하니 MRI상 이상은 없으나 뇌파에서 이상이 발견되었다. 뇌파의 이상이 전체적으로 발견되어 전신 발작의 소견을 보였으며 광과민성 반응과 과호흡에도 뇌파의 이상 반응이 나타났다. 데파킨 처방을 받아 2주째 복용하니 계속 졸리는 기면현상이 나타나고 어지러움과 집중력 저하, 인지력 저하 등의 부작용이 나타났다. 항경련제 부작용을 우려하여 양방 치료를 포기하고 본원에 내원하였다.

진찰을 해보니 아이는 매우 허약한 상태로 맥도 복력도 매우 약했다. 아이의 경련이 주로 수면 중에 있는 상태이므로 경련으로 인한 별다른 위험이 없어 항경련제 사용은 중지하고 한방 단용 치료를 진행하기로 하였다. 본원에서는 성장기 아이들의 경우 항경련제의 인지저하 부작용을 고려하여 한방 단용 치료하는 것을 원칙으로 하고 있다. 특히나 야간 수면 중에 경련이 있는 경우라면 어린이뿐 아니라 성인도 한방 단용 치료를 원칙으로 한다.

첫 달에는 한약을 복용하며 아이의 컨디션은 급속히 좋아졌다. 아이는 밝아지고 집중력도 좋아지며 혈색도 매우 양호해졌다. 소아 뇌전증의 치료 반응 중 집중력이 좋아진다는 것은 매우 양호한 호전 반응이다. 그러나 두 달 주기로 발생하던 경련은 두 달째가 되자 어김없이 발생하였다. 2월 19일, 자다가 벌떡 일어나 몸을 떨고 입에 거품을 물고 눈동자가 고정되는 경련이 발생하였다. 그러나 전에 비하여 경련 시간이 매우 짧아지고 의식 회복이 빨라졌다고 한다. 즉 주기는 유지하였지만 강도는 줄어든 양상을 보였다.

봄이 되면서 아이는 알레르기성 비염 증세를 보였다. 비염은 수면과 호흡이 불안정하여 경련에 좋지 않은 영향을 끼친다. 따라서 비염 치료를 병행하기로 결정하였다. 비염 증세는 즉각적인 호전을 보였다. 이후 치료를 지속하며 경련 주기는 평균 3개월 정도로 약간 지연되는 변화만 있을 뿐 지속되었다. 이후 5월, 8월, 12월에 경련이 발생했다. 그러나 경련 강도는 현격하게 약해져 갔다. 5월, 8월과 12월의 경련은 수면 중 잠깐 1초가량 몸만 부르르 떨고 이내 수면을 지속하는 정도였다. 경련의 강도나 지속시간이 줄어든다는 것은 아주 좋은 반응이다. 그러나 치료 1년째인 2월에 야간에 수면이 불안정해지면서 대발작을 하였다. 실망이 컸지만 그동안 아이의 호전 상태가 뚜렷하여 치료를 지속하였다.

다행히도 치료 13개월째의 대발작을 끝으로 수면 중 경련은 소실되었다. 간혹 경련 주기에 맞추어 2~3달에 한 번 수면 불안이 발생하기는 했지만 경련은 더 이상 발생하지 않았다. 현재까지 2년간 경련 없이 유지되고 있는 상태이므로 안정적 관해 상태에 들어간 것으로 판단된다.

위 사례는 소아가 항경련제를 중단하고 한약 치료만으로 안정적 관해가 이루어졌음을 알 수 있는 것이다. 본원의 치료 통계에 의하면 전신 뇌전증이 부분 뇌전증에 비하여 한방 단용 치료 효과가 높게 나타난다. 또한 만 12세 미만의 어린이의 경우 치료 효과가 성인에 비하여 높게 나타난다. 대부분의 소아 뇌전증은 한방 단용 치료로도 높은 관해율을 보인다. 그러므로 성장기 어린이에게 항경련제를 사용하기 이전에 한방 치료를 먼저 해볼 수 있을 것이다.

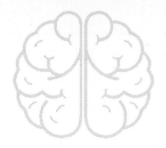

4
경련을 하면 뇌가 다칠까?

경련을 하는 동안 뇌가 손상되는가 하는 것은 굉장히 중요한 문제이다. 많은 환자나 보호자들이 경련발작을 하는 동안 뇌가 손상될 것이며, 따라서 항경련제로 발작을 억제하는 것이 뇌조직 손상을 막고 퇴행을 방지하기 위해 필요하다고 생각한다. 일부 심각한 뇌전증에서 지적 장애나 발달장애가 동반되는 것을 근거로 심각한 경련이 바로 뇌를 손상시킬 수 있다고 설명하기도 한다.

과연 경련이 뇌를 손상시키는 것일까? 정답부터 말하자면 경련이 뇌를 손상시키는지 여부에 대해서는 아직 명확히 증명된 바가 없다.

발작으로 인한 뇌손상?

동물에게 전기적 자극이나 약물로 뇌전증을 유발한 실험 연구에서는 뇌전증 발작이 뇌에 영향을 미쳐 비정상적인 변화를 유발하고 이로 인하여 뇌가 손상된다고 보고하고 있다. 뇌에 있는 신경 세포가 손상되면, 이로 인하여 뇌선증 발작이 더욱 악화되며 다시 신경 세포가 손상되는 악순환의 과정이 반복된다는 것이다. 그렇기 때문에 항경련제를 통하여 뇌전증을 억제하여 뇌가 손상되지 않도록 조절하는 것이 필요하다고 주장한다.

하지만 또 다른 외국의 많은 논문에서는 한 번 일어나는 단발적인 발작이나 짧은 기간 동안 일어나는 단기간의 뇌전증 발작은 뇌손상을 일으키지 않는다고 보고한다. 이런 증상들은 실제 임상에서도 어렵지 않게 관찰할 수 있다. 뇌전증 환자는 발작적 경련이 일어나는 동안에는 의식을 잃기도 하며 말을 더듬는 등의 언어장애 등을 보인다. 하지만 대부분 수 시간에서 수 일 내에 자연적으로 회복되며, 뇌전증 발작을 하기 전과 같이 일상생활이 가능하다. 비유를 하자면 정상 뇌기능을 가진 사람들도 밤을 새거나 술을 많이 마신 후에 머리가 멍해지거나 기억력이 감퇴되는 증상을 겪은 적이 있을 것이다. 하지만 그런 증상들은 시간이 지남에 따라 회복되며, 뇌전증도 이와 같이 일시적인 뇌의 장애가 발생할 수 있지만 다시 돌아갈 수 없는 비가역적인 변화가 일어나지 않는 것이다.

과거에 항경련제가 없던 시절에 천재로 불리던 소크라테스나 레

오나르도 다빈치는 모두 뇌전증 환자였다. 그들은 항경련제로 경련을 조절하지 않고 평생 뇌전증 발작을 반복하면서 살았지만 그들이 남긴 업적을 살펴보면 결코 인지 기능에 저하가 나타났다고 할 수 없을 것이다.

물론 예외적으로 뇌전증 환자 중에서 지속적인 뇌전증 발작과 함께 지속적으로 인지 능력의 저하가 나타나는 경우도 있다. 뇌가 위축되면서 구조적이고 기질적인 뇌의 손상이 함께 나타나기도 한다. 약물에 잘 반응하지 않는 영아연축, 드라베 증후군, 레녹스가스토 증후군 등 뇌전증 발작이 하루에도 수십 번씩 빈번하게 일어나면서 한 번 발생했을 때 30분 이상 지속되는 경우가 여기에 해당한다.

발작이 30분 이상 지속되는 것을 뇌전증 중첩증이라고 한다. 이 경우 많은 환자에게 인지장애와 발달장애가 나타난다. 하지만 이와 같은 경우, 역시 논란의 여지가 있을 수 있다. 지속적으로 발생하는 경련으로 인하여 뇌가 손상을 입은 것인지, 아니면 원래 그런 중증 증상을 일으키는 원인 질환에 의하여 뇌가 손상을 입은 것인지 명확히 밝혀낼 수 없기 때문이다. 최근 뇌전증 학회에서 중증 영아의 뇌전증 연구에서 뇌가 쪼그라드는 뇌 위축이 진행되고 있는 것을 보고한 적이 있다. 논문에서는 이러한 소견이 뇌전증 자체에 의한 현상인지 뇌에 있는 질환에 있는 것인지 확실하지 않지만 진행성의 전반적 뇌위축은 대사 이상 질환과 관련되어 있음을 의심하게 하는 소견이라고 하였다. 즉, 뇌위축과 같은 뇌손상이 뇌전증 발작 자체로 유발되었다기보다는 원인 질환 때문에 뇌손상과 뇌전증 발작이 동시에 나타난다는 것에 무게를 두고 있는 것이다.

즉, 뇌전증 발작 자체가 뇌손상을 일으킨다는 증거가 없음에도 불구하고, 눈으로 보았을 때 손발을 마음대로 움직이지 못하면서 격하게 보이는 뇌전증 발작의 경우 선입견 때문에 뇌에 문제가 생길 것 같은 생각이 드는 것이다.

자꾸 아이가 발작하면 뇌가 손상되지 않을까?

만약 발달 중인 뇌에 발작으로 손상을 입는다면 아마도 인간은 이미 예전에 종족 번식을 하는 데 큰 문제를 겪었을 수 있다.* 왜냐하면 살면서 발작을 겪는 사람들이 생각보다 많기 때문이다. 영유아 중 4%의 아이들은 한 번 이상의 열성 경련을 겪는다. 열성 경련은 아이들이 감기나 감염 등에 의해 열이 발생할 때, 열로 인하여 발작적인 경련이 발생하는 것을 말한다. 주로 5세 이하의 어린아이들에게 많이 발생하는데, 4%의 아이들을 제외하고도 열성 경련이 발생한 아이들 중 1%에서 추가적인 발작이 발생하며 0.5% 정도는 지속적인 뇌전증 발작으로 발전한다.

만약에 미성숙한 아이들의 뇌에 경련이 유해한 영향을 미친다면 인구의 6%는 항상 도태되었을 것이다. 따라서 진화적 관점에서 보았을 때 발달 중인 뇌의 신경 체계에는 발작에 대한 충분한 면역이

---

* *Recurrent seizures in the developing brain are not harmful*, Peter R. Camfield, Epilepsia, 38(6) : p.735~737

있는 것으로 추측된다. 실험적으로 유도된 심한 뇌전증 발작을 일으키는 실험용 쥐의 뇌에서는 뇌의 손상이 관찰될 수 있다. 하지만 실험용 쥐는 인간의 뇌신경 체계와는 매우 다르다. 쥐의 뇌와 비교하여 인간의 뇌는 훨씬 거대하며 무한히 복잡하기 때문이다. 따라서 뇌전증 발작을 일으키는 실험용 쥐에게 뇌의 손상이 발생했다고 할지라도 같은 손상이 인간에게 발생할지에 대해서는 확신할 수 없는 것이다.

외국의 한 연구에서 뇌전증이 발생한 아이들의 지능지수 변화에 대해 발표한 적이 있었다. 뇌전증으로 진단받은 지 2주 내에 지능지수를 검사하고, 약 4년 후 지능지수를 측정하였다. 11%의 아이들이 지능지수가 감소하였고, 17% 아이들이 지능지수가 증가하였으며, 40%는 유동적이었고, 32%는 변화가 없었다. 지능지수가 떨어진 이유로 가장 강력하게 추정할 수 있는 요인은 항경련제의 높은 혈중 농도였다. 치료 기간 동안 뇌전증의 발작 횟수는 지능지수의 변화와 관련이 없었다. 뇌전증이 있는 아이들에게 나타난 지능 저하의 원인은 발작이 아니라 과도한 항경련제 농도의 영향이었던 것이다.

지속적으로 뇌전증 발작이 있던 경우도 크게 다르지 않다. 만약 발작이 지능지수에 영향을 준다면 발작을 시작하고 나서 바로 약을 투약한 환자의 지능지수가 지속적인 발작을 한 후에 약을 투약한 환자의 지능지수보다 높아야 할 것이다. 하지만 약을 투약하기 전의 뇌전증 발작 횟수는 그 이후의 경과에 어떤 영향도 주지 않았다. 이런 사실들을 모두 미루어볼 때, 뇌전증 발작은 뇌전증 환자의 지능에 유해한 영향을 주지 않으며, 오히려 뇌전증 발작을 조절하기 위해 투여되는 항경련제가 지능지수에 나쁜 영향을 준다는 아이러니한 사실을 유추할 수 있을 것이다.

뇌전증 환자들은 어차피 뇌에 문제가 있으므로 지능지수의 평균이 낮을 것으로 생각하는 사람들도 있을지 모르겠다. 하지만 비슷한 유전자를 가지고 있는 형제들 중에 한 명은 뇌전증을 앓고 있고, 나머지 한 명은 뇌전증이 없을 때 이들의 지능지수는 통계학적으로 어떤 차이도 발견되지 않았다.

이런 증거들을 종합해 보면 뇌전증 발작이 환자들의 뇌에 유해한 영향을 끼치는지에 대해서는 동물 실험 말고는 증명된 사실이 없는 것이다. 이렇게 과도하게 부풀려진 의학적 오류를 가지고 아직도 많은 환자들은 발작으로 뇌에 손상을 입을까 두려워하고 있는 것 같다.

뇌전증 중첩증은 왜 뇌손상을 유발하는 것일까?

뇌전증 발작이 뇌의 발달에 나쁜 영향을 미치지 않는다면 왜 심각한 발작이 일어나는 뇌전증 중첩증에서는 인지저하, 발달장애, 행동장애 등의 뇌손상이 나타나는 것일까? 뇌전증 중첩증은 30분 이상 지속되는 발작을 의미한다. 만약 이런 뇌전증 중첩증이 갑자기 발생한 사고에 의해 두부에 심각한 손상을 받아 발생한 것이라면, 그것은 분명 신경정신학적으로 경과가 좋지 않을 것이다. 하지만 어떤 사고나 특징적인 이유 없이 발병한 뇌전증 중첩증에서는 뇌전증 발작 횟수와 신경학적 결함 사이의 관련성이 발견되지 않았다.

뇌전증 발작은 병에 의해 나타나는 한 가지 증상에 불과할 뿐, 그 발작으로 인하여 뇌에 손상이 가고, 문제가 발생하게 되는 것이 아니다. 인지장애는 오히려 치료 과정에서 발생할 수 있으며, 이런 뇌 기능의 발달을 치료 과정 중에 함께 보호해 가지 못하는 것은 치료하는 사람들의 큰 실수라고 할 수 있다.

5
뇌전증을 치료하는 다른 방법들

현재 뇌전증을 치료하는 방법으로 항경련제를 복용하는 약물 요법을 제외하고는 크게 두 가지를 들 수 있다. 케톤 식이요법과 수술 요법이다. 케톤 식이요법은 일반 사람들에게는 생소한 이름이겠지만 뇌전증 환자들이라면 한 번쯤 들어봤을 것이다. 항경련제의 부작용에 대해 걱정한다면 항경련제 이외의 대안 치료법에 대해 관심이 갈 것이다. 그렇다면 케톤 식이요법이나 수술요법은 얼마나 효과가 있는 것일까?

케톤 식이요법

케톤 식이요법은 소아 뇌전증 치료법 중 하나로 전 세계적으로 널리 이용되고 있는 식이 치료 요법이다. 하지만 이 케톤요법은 아직 그 치료 기전이 정확히 밝혀져 있지 않으며, 단지 이런 식이요법이 효과가 있을 것이라는 추측에서 시작되었다. 케톤이라는 물질은 우리 몸에서 영양분이 부족할 때 만들어내는 중간 대사 물질 중 하나이다. 음식을 먹지 않는 금식을 하면 발작이 억제된다는 경험적 사실을 바탕으로, 뇌전증 환자들에게 주기적으로 금식을 시행한 결과 발작이 감소되는 것을 보고 고안된 것이 바로 케톤 식이요법이다.

1900년대 초반까지만 하더라도 많은 뇌전증 환자들이 케톤 식이요법을 이용하였지만 항경련제가 출현하고 약물 치료가 뇌전증 치료의 대부분을 차지하면서 점점 많이 사용하지 않게 되었다. 또한 케톤 식이요법을 유지하는 데 어려움이 많기 때문에 점차 대안 치료로 사용하는 것이 제한되어 왔다. 하지만 항경련제에 의해 뇌전증 발작이 조절되지 않던 난치성 소아 뇌전증 환자의 일부에서 효과적으로 뇌전증 발작이 조절되는 효과가 증명되면서, 점차 다시 전 세계적으로 활발하게 사용되기 시작했다.

뇌세포는 평소에 포도당을 에너지원으로 사용하지만, 음식을 먹지 않아 포도당이 고갈된 상태에서는 포도당을 사용할 수가 없다. 따라서 몸에 저장되어 있던 지방을 분해하여 에너지원으로 사용하는데, 이때 지방으로부터 만들어진 물질이 바로 케톤체이다. 뇌세포는 지방을 직접 이용할 수 없기 때문에 지방을 분해한 산물인 케톤체를 에너지원으로 이용할 수밖에 없다. 이런 케톤체를 에너지원으로 사용하게 되면 포도당을 주원료로 하던 뇌세포의 에너지 생산 구조가 변하게 되고, 이런 상태가 변함에 따라 뇌전증 발작이 조절되는 것으로 추정하고 있다.

그렇다면 케톤 식이요법으로 얼마나 뇌전증 발작을 조절할 수 있으며 모든 뇌전증 환자에게 효과가 있는 것일까? 케톤 식이요법으로 소아 뇌전증의 치료 효과를 연구한 발표를 살펴보면 전체 환자 중 발작이 완전히 억제된 경우는 35%, 발작이 거의 나 억제된 경우는 15%, 발작이 어느 정도 감소한 경우는 20% 정도로 나타났다. 뇌전증 환자의 거의 반수 정도에서 케톤 식이요법을 통해 발작을 통제할 수 있었던 것이다. 항경련제를 사용하지 않고 이런 결과를 얻을 수 있다는 것은 실로 놀라울 수밖에 없다. 항경련제의 부작용을 생각하면 케톤 식이요법을 시도할 만도 한 것이다.*

하지만 케톤 식이요법에는 몇 가지 근본적인 문제가 있다. 바로 케톤 식이요법을 지속적으로 이용하기가 어렵다는 것이다. 장기간 케톤 식이요법을 유지하는 것 자체가 너무나 어렵기 때문에 뇌전증 억제 이후에도 꾸준히 식이요법을 유지해야 할 것을 고려한다면 지속이 어려울 수 있다. 실제로 통계 대상이 되었던 뇌전증 환자들 중에서도 1년 이상 식이요법을 지속한 경우는 6% 정도밖에 되지 않았다. 그만큼 식이요법을 유지하기가 어려우며 환자의 극한 인내가 뒤따라야 하기 때문에, 지속성의 측면에서 매우 치명적이라고 할 수 있다.

---

*「난치성 소아간질에서의 케톤성 식이요법의 효과」, J Korean Epilep Soc 2(2) : p. 127~133, 1998, 김흥동

케톤 식이요법을 유지하기 어려운 이유는 무엇일까? 케톤 식이요법의 식이 구성을 살펴보면 저탄수화물 고지방 식이이다. 한 끼 식단을 예를 들어보면 우유, 김치, 토마토, 구운 닭고기, 구운 생선, 콩 반찬, 올리브 오일로 구성된다. 곡류와 같은 탄수화물 식이는 엄격히 금지되며, 김치와 고단백 고기, 유제품, 과일을 먹어야 하며, 고지방 식이를 위하여 식물성 기름을 물처럼 마셔야 한다.* 이러한 식이를 수년간 지속해야 한다면 식이요법을 지속하는 것 자체에 큰 무리가 따를 수밖에 없다.

케톤 식이요법의 또 한 가지 문제점은 영양학적 불균형이다. 이런 고지방 식이를 수년간 유지하게 된다면 체내의 영양 불균형이 심해질 것이다. 또한 지방식을 지속함으로 인하여 설사나 복통, 소화장애 등 음식에 의한 소화기 부작용도 나타날 수 있다. 주로 케톤 식이요법을 이용하는 환자들이 소아임을 고려해 볼 때, 성장장애가 발생할 수밖에 없다. 따라서 케톤 식이요법을 사용하는 데 주저하게 되는 것이다.

수술요법

1980년대 이후 영상 진단 장비의 발달로 인하여 뇌전증 치료에도 수술이라는 새로운 치료가 도입되었다. 약으로 경련 조절이 쉽지 않

---

* use of a modified Atkins diet in intractable childhood epilepsy, Epilepsia, 48(1) : p. 182~186, 2007, international league against epilepsy

은 약물 난치성 뇌전증에 수술요법을 고려하게 되는데, 수술의 경련 억제 효과가 좋은 경우는 매우 드문 편이다. 대부분의 수술 대상은 측두엽성 뇌전증이며, 뇌전증을 발생시키는 초점이 단일성인 경우이다. 뇌전증 발생의 초점이 두 군데 이상이라면 병소의 완전 제거가 불가능하며, 뇌전증의 전파를 막는 뇌량 절제술의 경우도 수술 이후에 항경련제를 지속적으로 복용해야 하기 때문에 수술로 뇌전증을 완치한다고 말하기는 어렵다.

측두엽에 병소가 단일하여 수술을 시행할 수 있는 경우도 수술이 항상 긍정적인 효과만을 내는 것은 아니다. 뇌는 우리 몸 안에서 아직 연구되지 못한 부분이 훨씬 더 많은 미지의 기관이다. 수술로 제거하고자 하는 뇌전증을 일으키는 초점부위는 문제가 되는 부분이기도 하지만, 거꾸로 정상적인 역할을 수행하는 부분이기도 할 것이다. 따라서 초점제거 수술을 하면 어떤 사람에게는 발작의 소실을 가져오지만 한편 뇌의 어떤 기능도 손상이 가는 후유증 역시 발생할 수 있다. 그러므로 수술은 후유증을 감수하고서라도 뇌전증 경련이 너무 심한 경우에 한정시켜 실행하는 것이 일반적이다. 즉, 내복약으로 경련을 억제할 수 있다면 굳이 위험성이 있는 수술적 요법의 대상으로 삼을 일이 없는 것이다.

또한 뇌전증 수술 후의 장기간 관찰에 따르면 많은 환자들의 경우 발작 조절이 일정치 않으며 발작이 재발하는 경우도 많았고, 점차적으로 조절된다고 하는 연구도 있었다. 최근 연구에서는 단지 5%만 효과가 있는 현상을 나타낸다고 한다. 뇌전증을 일으키는 원인 질환에 따라서도 다양한 예후를 보이며 발작 소실에도 차이가 있는 것이다.*

　소아의 경우 수술은 또 다른 의미를 갖는다. 뇌전증 발작이 발달 중인 뇌에 영향을 미친다고 보는 입장에서는 적극적인 수술 치료를 권하기도 한다. 하지만 소아에게 수술을 적극적으로 시행하기에는 수술 예후가 좋은 국소 병터를 확보하기가 쉽지 않고, 뇌전증 분류도 어렵다. 뇌전증 발생 부위를 국소화하기가 어려운 경우가 많다 보니 뇌량 절제술과 같은 뇌 분리 수술이 시행되는 경우가 많은데, 뇌량 절제술은 그 효과가 아직 명확하지 않으며 직접 치료라기보다는 보조적 치료이므로, 아직 뇌량 절제술 단독의 치료 효과에 대해 명확히 밝혀진 바는 없다.** 뇌량 절제술로 인한 경련 소실 정도에 따른 연구를 따로 보더라도 경련이 완전히 소실된 경우는 30%이며, 수술을 해도 변화가 없는 경우도 20% 가까이에 이르렀다.***

　수술로 뇌전증을 완치할 수 있다는 광고성 기사를 본 적이 있다. 하지만 아직까지는 수술 치료가 뇌전증에 있어 혁명적 결과를 가져올 정도에 이르지는 못한 것이 현실이다.

---

*『임상간질학』1판, p.377~405, 대한간질학회
**「난치성 소아 간질의 수술적 치료」, 대한간질학회지 2005; 9(1) : p.72~79, 김덕수 등
***「소아 간질 치료에서 뇌량 전체 절제술의 결과」, 대한간질학회지 2005; 9(2) :
　　p.165~171

3부

뇌전증의
종류와
치료 사례

1

열경기를 해도 뇌전증으로 발전할까?

    감기로 인하여 혹은 다른 이유에 의해 열이 많이 날 때, 특히나 어린아이들은 이른바 '경기'를 동반하는 경우가 많다. 열이 심하게 날 때 갑자기 의식을 잃고 전신이 뻣뻣해지거나 덜덜 떨게 되는 발작적인 경련 증상이 나타날 때 열경기를 한다고 말하고, 의학적으로 '열성 경련'이라고 부른다. 열성 경련은 생후 6개월에서 6세 사이의 영아가 발열이 동반되는 발작적 경련을 일으키는 것을 의미한다. 하지만 뇌수막염, 뇌염과 같은 신경계 감염에 의해 경련이 유발되었다든지, 평소에 경련을 일으키던 영아였다면 열성 경련이라는 이름을 붙이지 않는다. 다른 신경계 질환이나 뇌의 문제가 없음에도 불구하고 갑자기 고열이 치솟고, 이와 동반하여 경련이 함께 일어나는 경우를 열성 경련이라고 말한다.[*]

열성 경련은 어떻게 발생하나?

열성 경련이 왜 발생하는지 직접적인 원인에 대해서는 밝혀진 바가 없다. 하지만 통계학적으로 보면, 가까운 시기에 소화기 계통의 염증, 즉 장염이나 위염 등을 앓았거나 상부 호흡기계의 감염, 즉 비염이나 인후염 등을 앓은 적이 있는 영아에게 많이 발생한다. 이전에 염증을 앓은 적이 있는 아이들에게 열성 경련이 보다 많이 나타나는 것이다. 일반적으로 사람의 체온은 37도 정도인데, 체온이 39도 이상으로 오르면서 열이 발생하는 동안 갑작스런 경련이 함께 나타난다.

열성 경련은 뇌의 시상하부라는 부위가 과민하게 반응할 경우에 발생할 수 있다고 알려져 있다. 시상하부는 우리 몸의 온도 조절 장치라고 할 수 있는데, 실제 온도 조절 장치처럼 작동한다. 우리 몸 가운데의 온도, 즉 중심 체온이 높다고 인지하면 주변 기관으로 땀샘을 열고 혈관을 확장하는 등 체온을 내릴 수 있는 신호를 내리는 것이다. 하지만 어린아이들은 아직 뇌가 완전히 다 자라지 않았기 때문에 체온이 조금 올라갔을 때에도 어른들에 비해 조금 더 민감하게 반응할 수 있는데, 이로 인해 열성 경련이 발생할 수 있다.

그렇다면 뇌가 발달 중인 모든 아이들에게 열성 경련이 나타나야 할 텐데 그렇지 않은 이유는 무엇일까? 열성 경련은 경련에 역치가 낮은 아이들에게 주로 나타나는 것으로 추정된다. 다시 말해, 뇌가

---

*「5세 이상의 소아에서 발생한 열성경련에 대한 임상 소견 및 뇌파의 고찰」, 문진화 외, 대한간질학회지, 2008; 12(1) : p. 46~51

민감해서 쉽게 흥분할 수 있는 아이들에게 열성 경련이 보다 많이 일어날 수 있는 것이다. 뇌의 민감성이 과도한 아이들에게 '열'이 일종의 방아쇠가 되어 경련을 일으키게 된다.

단순 열성 경련의 경우는 몸이 뻣뻣해지면서 팔다리를 꼬기 시작한다. 보통 아이들이 의식을 잃으며 눈은 뜬 채로 쓰러지는 경우가 많다. 숨소리가 고르지 않으면서 땀이 나서 몸이 젓기도 하고 입이 마르기도 한다. 어떤 아이들은 경련 도중 음식물을 토하기도 하고 거품을 물기도 하여 부모들이 깜짝 놀라는 경우가 많다. 경련 자체는 5분 안에 끝난다.

열성 경련도 뇌전증의 일종일까?

뇌전증은 발작적인 경련이 반복적으로 발생하는 것을 말한다. 따라서 열성 경련의 경우에는 뇌전증의 범위에 포함시키지 않는다. 일반적으로 단순한 열성 경련은 열이 가라앉고 안정이 된 후에는 쉽게 재발하지 않기 때문이다. 아이들의 뇌가 시간이 지남에 따라 점점 발달하고 성숙하게 되면서 열과 같은 경련 유발 상황에 잘 적응하게 되기 때문이다. 보통 열성 경련을 일으켰던 아이들의 3~5% 정도만 성인이 된 후 뇌전증으로 발전하는 것으로 알려졌다. 열성 경련을 일으키지 않은 아이들의 경우는 뇌전증이 발생하는 비율이 1%임을 고려해 보았을 때, 열성 경련을 일으켰던 아이들이 뇌전증이 발병할 확률이 더 높은 것을 알 수 있다. 따라서 열성 경련을 앓은 아이들을 보다 집중적으로 관리하고 뇌의 발달을 지켜본다면 뇌전증을 미리 예방할 수도 있을 것이다.

단순 열성 경련이 아닌 복합 열성 경련은 발작 시간이 15분 이상 지속되거나 하루에도 여러 번 발작을 하는 경우를 말한다. 전체 열성 경련을 일으키는 아이들 중에서 10~20%의 아이들이 복합 열성 경련을 나타내는데, 이는 뇌전증으로 발전할 확률이 보다 높다. 하지만 현재 소아과에서는 열성 경련의 경우 뇌전증과 다르며 단순 열경기로 보기 때문에, 일단 경련이 가라앉은 경우에는 별다른 처치를 하지 않는다. 경련이 심할 경우에 항경련제를 주는 것 이외에는 다른 치료 지침이 없는 것이다. 반복되는 열성 경련의 경우에는 뇌전증으로 발전할 확률이 높기 때문에 적극적인 치료가 필요하다. 하지만 양방에서는 딱히 예방 치료법이 없기 때문에 열성 경련이 일어나는 영아들에게 해줄 수 있는 것이 없다.

열성 경련도 아이들의 상태에 따라 그 병의 진행 정도가 다르다. 열성 경련을 처음 일으켰을 때의 나이가 15개월 이하인 경우 재발율이 거의 50% 정도로 나이가 그보다 많은 아이들에 비해 훨씬 높은 재발율을 보인다. 또한 열성 경련을 일으키는 횟수가 많을수록 고열이 아님에도 불구하고 경련을 일으킬수록 재발이 잘되는 것으로 알려졌다.

그렇다면 뇌전증으로 발전하는 열성 경련은 어떤 경우일까? 뇌전증을 앓고 있는 가족이 있는 경우나 열성 경련 당시에 아이의 나이가 어린 경우, 경련이 발생한 횟수가 많을 경우에는 뇌전증이 발생할 확률이 높아질 수 있다. 하지만 가족 중 열성 경련을 앓은 적이 있거나 경련 당시의 체온이 얼마인가는 뇌전증 발생에 별다른 영향을 미치지 못한다는 것이 일반적 입장이다. 보통 열성 경련의 횟수는 중요한 위험인자이며, 정신 운동의 발달 상태가 더딜 경우에 뇌전증 발생이 더 증가되기 때문에 신경계 발달 상태의 중요한 위험인자로 알려져 있다.

분명한 것은 열성 경련 이후에 뇌전증 발생률이 증가한다는 사실이다. 열성 경련 이후 뇌전증 발작이 발생할 확률은 2~10%로, 일반적으로 알려진 뇌전증의 유병율보다 2~10배 높다. 따라서 열성 경련의 경우 자연스럽게 낫기를 속수무책으로 기다리기보다는 적극적으로 뇌전증을 예방하는 치료를 하는 것을 고려해 보아야 한다. 문제는 양방의 경우 부작용이 없는 예방 치료가 존재하지 않는다는 것이다. 항경련제는 이미 알려진 바와 같이 장기간 복용했을 때, 지능저하, 인지장애, 행동장애 등이 나타날 수 있다. 장기간 항경련제인 페노바비탈을 복용했던 소아의 경우 비교군에 비해 7세경 IQ 지수가 8.4점이 낮고, 30%에서 행동장애를 보인다고 한다. 또한 20%에서는 약물 투여를 중지시켜야 할 정도이기 때문에 뇌전증을 예방하려다 아이를 말 그대로 잡을 수도 있는 것이다.[*] 반면 한방 치료의 관점에서 보았을 때에는 열성 경련이 자연히 나아질 것이라며 기대하고 방치하기보다는 적극적인 예방 치료를 한다.

---

[*] 「열성 경련의 진료」, 김성환, J Korean Epilep Soc 1(1) : p. 41~51, 1997

열성 경련 치료 사례

이번에 소개할 환아는 반복된 열성 경련이 뇌전증으로 이행되는 경우에 해당되는 전형적인 사례이다. 환아는 생후 8개월에 열성 경련이 처음 발생하였고, 한 달 후에 다시 열성 경련이 발생하였다. 두 번째 열성 경련 이후에는 한 달 중 20여 차례 열이 발생하지 않은 채로 경련을 반복하였다. 열이 나지 않고 잘 놀다가 갑자기 힘이 없이 축 늘어지면서 멍해지고 한곳을 계속 응시하는 등의 경기 증세를 나타낸 것이다. 그렇게 경련 증상을 보이다가 심하게 울고 잠이 든다고 하였다.

열이 없이 발생하는 경련의 경우, 이미 열성 경련의 단계를 넘어선 것이다. 당시 MRI 검사상 이상은 없었고 뇌파에서 약간의 이상이 보였다고 한다. 일단 양약 투약을 보류하고 있었는데 한 달 후에 재차 열성 경련이 발생하면서, 양방 치료를 포기하고 한방 치료를 위해 내원한 환아였다. 아이의 발달 상태는 양호했으나 복진과 맥진을 해본 결과 매우 허약한 아이였다. 감기에 자주 걸리며, 감기가 걸릴 때면 편도가 붓고 고열이 반복되었다고 하였다. 아이가 자주 깜짝 놀라기도 하고 잠을 깊이 이루지 못하고 자주 깬다고 하였다.

일단 뇌전증이 가볍게 진행되고 있는 것으로 보고 탕약 치료만 진행하기로 하였다. 여기에 열성 경련이 반복되고 있었기 때문에 고열이 발생하는 것을 차단하고 편도가 붓는 것을 가라앉히는 약재를 가미하여 처방하였다. 약을 복용하고 첫 달에는 이상이 없었으나 40일째 되는 날 감기로 인하여 38.5도로 열이 오르면서 열성 경련이 발생했다.

대부분의 열성 경련 환아는 열성 경련을 예방하는 탕약을 이용하면 약을 복용하는 동인은 감기에 걸려도 열성 경련 없이 지나간다. 하지만 뇌전증 경향을 보이는 환아의 경우는 탕약을 복용하는 중간에도 열성 경련이 나타나곤 한다. 따라서 약을 복용한 지 한 달이 넘었음에도 열성 경련이 나타나며 열이 없이도 경련이 발생하는 경우도 있었기 때문에, 뇌파의 이상까지 고려하여 이 환아는 단순 열성 경련을 넘어선 뇌전증으로 진단해야 할 상태로 추정되었다.

보다 적극적인 치료가 필요할 것으로 판단되어 주 1회의 침구 치료를 시행하기로 하였다. 어린 유아일수록 침 치료에 대한 반응이 빠르게 나타난다. 이후 6개월간은 침 치료와 탕약 치료를 병행하였다. 침 치료를 병행하는 기간에는 감기에 걸려도 발열 정도가 심하지 않았고, 열이 어느 정도 올라도 경련이 발생하지 않게 되었다. 6개월 이후부터는 침 치료를 중지하고 탕약 치료만을 진행하였다.

치료한 지 8개월쯤 경과하자 아이가 감기에 걸리는 횟수도 현격하게 줄고 감기에 걸려도 별 어려움 없이 쾌유되었다. 이후 치료 10개월, 13개월째 두 차례 뇌파 검사를 반복하여 뇌파 이상 소견이 사라지고 뇌파가 안정되게 유지하고 있는 것을 확인하고는 치료를 종료하였다.

일반적인 뇌전증의 경우 2년여는 안정되게 유지되어야 안정된 관해 상태에 이르렀다고 판단할 수 있으나 초기 경증의 뇌전증 증세이기에 1년여 안정 상태를 확인하고는 치료를 종료하였다. 가설이지만 이 환아의 경우 열성 경련이 발생했던 초기에 예방적 치료를 진행했다면, 이후의 반복적인 경련을 예방할 수 있었을 것이다. 또한 이후 13개월이나 후속 치료를 받을 필요도 없었을 것이다.

이렇듯 열성 경련은 양방에서 말하듯 자연호전을 기대하며 속수무책으로 기다려야 할 병이 아니다. 오히려 적극적인 치료를 시행해야 할 질병인 것이다.

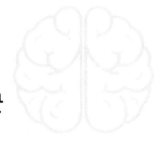

2
영아연축 혹은 웨스트 증후군

영아연축은 소아에서 드물게 발생하는 뇌전증 증후군 중 하나이다. 영국의 의사 웨스트가 그의 아들에게 발생한 발작 형태를 관찰하고 보고하여 알려진 질환으로 증상의 특징적인 형태 때문에 영아연축이라고도 불린다. 보통 웨스트 증후군은 연축이라는 독특한 발작, 진폭이 큰 부정뇌파, 정신적인 퇴행, 이렇게 세 가지 특징을 보인다. 연축은 근육의 갑작스러운 수축으로 발생하는데 영아연축은 보통 몸통, 목, 팔, 다리를 짧은 시간에 굽히거나 펴는 발작이다. 생후 3~12개월에 흔하게 나타나며 생후 5개월에 가장 많이 나타난다. 정확히 말하자면 웨스트 증후군에서 영아연축이라는 증상이 나타나는 것이지만 보통 같은 말로 많이 쓴다.

웨스트 증후군

　보통 웨스트 증후군은 4천 명당 한 명 꼴로 발생하며 남아가 60%로 조금 더 많이 발생한다. 일반적으로 양방 치료에 대한 반응이 잘 나타나지 않으며, 연축이 없어지더라도 다른 형태의 발작이 많이 발생하고 대부분 지능장애가 남게 되는 예후가 아주 불량한 질환이다. 하지만 웨스트 증후군의 원인에 대해서는 정확히 알려진 바가 없다. 보통 신생아에게 많이 발생하는 것으로 미루어 보아 출생 전후의 여러 가지 소인이 관련되어 있을 것이라 추측되고 있을 뿐이다.[*]

　웨스트 증후군의 독특한 발작인 연축은 1초 미만 혹은 1~2초 동안 지속되는 짧고 갑작스러운 근육의 수축으로 인하여 일시적으로 머리, 몸통, 팔다리가 굽혀지는 발작이다. 마치 잭나이프가 접히는 모양과 흡사하기 때문에 잭나이프 발작이라고도 불리며, 절을 하는 듯한 모양 같다고도 해서 살람 발작이라고도 한다. 근육의 수축은 굽혀지는 것뿐만 아니라 펴지는 형태, 혼합된 형태로 다양하게 나난다.

　증후군으로 분류가 되어 있지만 원인이나 기전에 있어 모호하기 때문에 치료에 있어서도 아직 논란이 많으며 일치된 의견이 도출되지 못한 상태이다. 예후도 지극히 불량하여 사망률이 15~20%나 되며, 대개 연축이나 뇌파가 성장함에 따라 사라지지만 50% 이상에서

---

[*] 『임상간질학』 1판, p.143~148, 대한간질학회

다른 형태의 발작이 다시 발생하게 된다. 90%에 가까운 환아에게 지능장애가 나타나며 이른 시기에 발생해서인지 조기 치료에 대한 견해 역시 아직 통일되지 않았다. 항경련제 치료를 통해 연축이 줄어들거나 발작이 조절되는 경우는 있었지만 발달장애의 정도가 호전되거나 하는 등의 치료 효과가 나타나지 않는 것으로 알려졌다.* 이렇듯 약물에 반응하지 않는 경우가 많기 때문에 주로 발작의 억제와 손상 방지에 집중하는 경우가 많다.

웨스트 증후군의 치료

앞서 보았듯 양방 치료는 항경련제의 사용을 위주로 하여 경련 자체를 없애는 데에 집중을 하고 있으며 치료의 평가도 그것을 기준으로 되고 있다. 가장 심각한 문제는 정신 발달을 정상화시키는 치료가 제대로 마련되어 있지 않다는 점이다. 양방에서 영아연축의 완치율이라는 것은 의미가 없을 정도로 미미한 수준이며 5% 정도에서만 정상 수준의 지적 상태를 유지하는 정도라고 하니 발달에 대한 치료는 거의 의미가 없는 셈이다.

하지만 웨스트 증후군 환아들이 내원하여 치료를 받는 경우, 한방 치료에 있어서는 상당한 효과를 나타내고 있다. 효과를 잘 나타내는 환아들을 관찰한 결과 두 가지 공통점이 있었는데, 완치된 경

---

* *treatment and long term outcome in West syndrome*, Seizure 19(2010) p.159~164, Lieven Lagae etc.

우는 모두 발병 40일 이내에 한방 치료를 받은 환아들이었으며, 대부분 샤브릴이라는 약물을 하나만 복용하는 상태였다. 두 가지 공통점 모두 초기에 한방 치료를 시행하는 것이 중요하다는 점을 알려준다. 보통 양방에서 처음 약물로 치료가 잘되지 않으면 두세 종류의 항경련제를 섞어 쓰는 칵테일 요법을 쓰기 때문에, 한 가지 약물만 사용하고 있는 초기 상태에 한방 치료에 더 반응이 좋았던 것으로 보인다.

웨스트 증후군의 정신 발달장애의 경우 시간이 경과되면서 뇌의 발달이 지연되고 퇴행이 가속화 된다. 그런데 여기에 항경련제까지 투여되면 항경련제의 부작용으로 인하여 인지 발달이 더욱 지체될 수 있을 것이다. 아이들의 정신 발달장애가 심한 이유가 전자인지 후자인지 고민해 봤을 때, 항경련제를 줄이거나 중단했을 때 지속적으로 발달 상태가 퇴행되던 것이 둔화되거나 오히려 좋아졌던 치료 경험을 바탕으로 본다면 후자의 가능성이 높은 것으로 보인다. 따라서 웨스트 증후군 환자일 경우 꼼꼼히 점검해야 할 사항들이 있다.

먼저 경련의 감소보다는 환아의 발달 정도가 호전되고 있는지의 여부이다. 웨스트 증후군의 발작 형태인 영아연축의 경우는 보통 70~80%의 환자에서 두 돌을 경과하면 저절로 없어진다. 문제는 발달장애가 남는다는 점이다. 경련은 자연히 소실되는 반면 발달은 점차 지연된다. 따라서 경련이 소실되는 것은 치료나 호전을 의미하지 않는다. 항경련제를 먹으면서 경련은 감소가 되는데 발달 상태가 호전되지 않는다면 환아가 치료되고 있다고 생각해서는 안 된다.

두 번째로, 다양한 발달장애 중에서도 눈 맞춤이 이루어지는지의 여부가 중요하다. 운동장애의 경우는 점차 개선되는 양상을 보이지만 지적 발달이나 인지 능력의 경우에는 시기를 넘기면 치료하기 어려운 경우가 많다. 인지장애가 개선되고 있는지를 알 수 있는 가장 중요한 것이 눈 맞춤인 것이다. 눈 맞춤은 세상을 인지하기 위한 첫 걸음이기 때문에 경련이 멈추었더라도 아이가 정상적인 눈 맞춤을 하지 않는다면 인지장애가 있다는 것을 의미한다. 말을 하지 못하고 있는 아이들이기 때문에 정확한 평가가 어렵다. 따라서 아이들의 행동 양상 하나하나를 자세히 관찰할 필요가 있다. 옹알이의 증가나 웃음의 증가 역시도 인지의 발달을 체크할 수 있는 지표가 될 수 있다.

세 번째로 운동 발달에서는 고개를 가눌 수 있는 것이 중요하다. 아이의 운동 능력이 향상되더라도 목을 가누는 능력이 향상되지 않으면 양호한 경과를 보인다고 할 수 없다.

항경련제만으로 아이들을 치료한다면 결코 좋은 예후를 기대하기 어려울 것이다. 웨스트 증후군의 예후는 일명 '재앙적'이라고 묘사된다. 그만큼 예후가 좋지 않기 때문이다. 잠시라도 늦추지 말고 효과를 볼 수 있는 치료를 시작해야 한다.

영아연축 병력을 지닌 6세 남아와 17세 남아

환아는 6세이지만 심한 인지장애 상태였다. 눈 맞춤을 지속하지 못하였으며 언어 불능 상태로 의미 없는 아빠와 엄마라는 발음을 불완전한 형태로 반복할 뿐이었다. 운동장애는 없지만 심각한 지적 장애를 가지고 있었다.

환아는 돌 이전에 영아연축을 진단 받아 항경련제 여러 종류를 혼합하여 복용하였고 경련은 6개월 정도 경과하며 진정되었다고 한다. 그러나 경련만 진정되었을 뿐 아이의 발달 상태는 전혀 차도가 없어 지적장애 상태가 지속되었다. 보호자는 당시에 경련이 진정되는 것이 치료가 되는 것으로 착각하였다고 한다. 그러나 아주 냉정히 말해 항경련제가 이 아이의 치료에 긍정적 의미를 보였다고 말하기는 힘들다. 경련은 잡혔지만 지적장애가 남은 상태는 가장 전형적인 영아연축 환자가 보이는 경과이다.

만일 항경련제를 사용하여 경련이 멈춘 것을 치료 효과라 이야기 한다면 황당한 주장일 뿐이다. 앞서 말했듯 영아연축 환아는 돌을 경과하며 50%가량이 자연스레 연축성 경련이 소실되기 때문이다. 즉 항경련제로 경련이 멈춘 것이 아니라 단지 감소한 것이며 자연경과를 밟으며 경련이 소실된 것으로 보인다.

또 다른 사례는 영아연축 병력을 지닌 17세의 남아이다. 이 아이는 영아연축에 이환되었던 아이라고는 믿기지 않을 정도로 정상적인 지능 상태였다. 정상적으로 고등학교 생활을 하고 있었으며 다만 보통 아이들보다 학습 능력이 약간 떨어지는 정도라고 했다. 아이는 그동안 특별한 문제가 없었으나 중학교 2학년을 거치며 가볍게 멍 하는 전조증세가 월 1회가량 생겨 내원하였다.

그런데 놀라운 것은 이 아이는 항경련제 사용을 지속하시 않았다고 한다. 항경련제를 복용하는데도 경련이 반복되자 3개월 복용 후 보호자가 임의 중단하였다고 한다. 하루 수십 회 경련이 반복되었으나 별다른 수단이 없었기에 아이를 방치하였다고 한다. 경련이 반복되는 기간에 아이는 눈 맞춤도 안 되고 인지도 멈춘 상태였다. 그러나 두 돌이 되자 경련이 자연 소실되고 눈 맞춤을 시작하며 늦었지만 정상발달을 시작하였다고 한다. 그 결과 아이는 정상지능의 아이로 자랐다.

놀랍게도 항경련제를 전혀 투약하지 않은 채 방치한 아이는 오히려 정상 지능으로 된 것이며, 항경련제로 경련을 잡은 아이는 지적장애아가 된 것이다.

단 두 사례만으로 항경련제의 부작용을 지적하는 것은 한계가 있다. 그러나 영아연축에서 항경련제가 지적장애를 심화시키는 원인 중 하나로 의심되고 있는 상황을 감안한다면 이 자료는 중요한 참고가 되는 사례이다. 안타깝지만 현재 양방에서 이루어지는 영아연축의 치료 한계는 명확하다. 항경련제로 경련 조절이 잘되는 대부분의 환아는 지적장애아로 남게 된다. 즉 첫 번째 사례는 특수한 사례가 아니라 양방 영아연축 치료를 받는 대부분 아이들의 경과이다.

영아연축 뇌파 소견이 있는 생후 8개월 환아

환아는 내원할 당시 생후 8개월이었는데, 생후 6개월에 경련으로 의심되는 증상이 발생했다고 한다. 당시 유모차에 앉아 있다가 얼굴이 하얘지면서 숨을 안 쉬는 듯한 모습을 보였고, 당시 이 증상이 2주 정도 몇 차례 반복되어 종합병원에서 뇌파 검사를 시행하였는데 정상 소견을 보였다고 한다.

그러고는 40여 일간 특별한 문제 없이 지내다가 생후 7개월부터는 팔을 움찔거리는 양상이 나타났다. 해당 증세가 한 달여 반복되어 재차 검사를 하니 MRI상 소견은 정상이나 뇌파 검사 소견에서 이상이 발견되어 영아연축 진단을 받았다고 한다. 검사를 할 때쯤 경련은 전형적인 영아연축 패턴으로 바뀌었고 경련은 1일 아침저녁으로 2회 발생하였고, 1회 시 40번 정도 경련을 반복하였다고 한다. 부모의 의견으로는 발달의 퇴행은 없으며 정상 발달 상태를 보였다고 한다. 병원에서 항경련제인 샤브릴을 처방받아 복용하니 경련이 줄어들었으나 재차 경련이 발생하여 본원에 내원하였다.

아이를 진찰하니 복력이 매우 튼실한 건장아였다. 하지만 수면불안 증세가 있어 매일 1회씩 수면 중 깨어 우는 야제증이 있었다. 수면불안 징후는 환아의 영아연축이 대사의존성일 가능성을 시사하는 증거가 된다. 일단 샤브릴을 증량하지 않고 한방 치료를 병행할 것을 권유하고 탕약을 처방했으며 당일부터 침 치료를 시행하였다. 치료 당일은 1회 경련만 있었고 이후 하루에 두 차례 경련이 있었다. 일시적으로 경련 증가 경향을 보이는 것은 샤브릴에 내성이 생기고 있는 것으로 판단했다.

3일째는 경련이 있었지만 경련이 약해졌다고 하였고, 며칠이 지나자 탕약의 효과로 수면 중 깨어 우는 것이 줄기 시작했다. 더불어 경련도 1일 2회에서 1일 1회로 줄었으며 강도도 현격히 약화되었다. 경련의 강도와 횟수가 감소하는 반응을 보인 것이다. 그리고 연속으로 호전반응이 보이며 치료 일주일째에 경련 자체는 모두 소실되었다.

경련은 소실되었지만 아이의 눈빛에는 총기가 없고 신체 움직임이 둔화된 상태는 여전하였다. 즉 아이는 뚜렷한 퇴행이나 발달장애가 나타나지는 않았지만 발달 둔화 현상이나 인지저하 현상이 있는 것으로 추정되었다. 영아연축은 경련 자체가 멈추는 것도 중요하지만 더 중요한 것은 발달이 정상화되는 것이다. 그러므로 동일하게 매일 침 치료를 반복하며 탕약 치료를 병행하였다. 그 결과 치료 3주차에 들어서자 아이는 급격하게 옹알이가 늘고 눈 맞춤이 증가하였다. 더불어 신체 움직임도 활발해져 발달이 정상화된 것으로 보였다.

예정된 뇌파 검사는 한방 치료 시작 후 한 달이 되던 때에 시행되었다. 검사 결과, 뇌파에서 약간의 극서파는 발견되었지만 정상뇌파에 근접한 뇌파로 판정되었다. 이후 항경련제를 중단할 때까지 관리 차원의 치료를 하고 있지만 이미 완치라 봐도 무방할 정도이다.

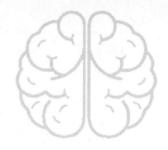

3
레녹스가스토 증후군

　레녹스가스토 증후군은 소아 뇌전증의 한 형태로 2~6세에 가장 많이 나타난다. 잦은 경련과 다양한 형태의 발작이 나타나는 것이 특징이며, 발달장애와 정신, 행동장애가 동반된다. 보통 레녹스가스토 증후군은 웨스트 증후군에서 발전하는 경우가 많다. 하루에도 수십 번씩 발작을 하는 레녹스가스토 증후군은 그 어떤 간질 증후군보다도 발작이 자주 나타난다. 몸이 뻣뻣해지면서 경련이 나타나는 강직성 발작이 대부분이며 보통 90% 정도에서 밤에 나타난다. 하지만 발작이 많이 일어나는 만큼 다양한 형태의 발작이 나타날 수 있다.

　소아 뇌전증의 1~5% 정도를 차지하고 있으나 난치성이기 때문에 장기간의 치료를 필요로 한다. 웨스트 증후군과 마찬가지로 약물에 반응하지 않는 경우가 많기 때문에 주로 발작의 억제에 집중하는 경우가 많으며, 마찬가지로 예후가 매우 좋지 않다. 80% 이상에서 발작이 조절되지 않은 상태로 지속되며 지능장애나 행동장애로 인하여 독립적인 생활이 불가능하다.[*]

보통 발병 전에 여러 발작이 선행된 경우가 60% 정도이며, 웨스트 증후군보디도 예후가 좋지 않게 진행된다. 정신 발달 역시 정상인 경우가 거의 없다. 원인 불명인 경우가 많고, 뇌 손상이나 다른 발달 장애로 인하여 이차적으로 발생하는 경우에는 결절성 경화증, 유전적 대사 장애, 뇌염이나 지주막염 같은 뇌의 감염성 질환 등이 원인인 경우가 많다. 이차성인 경우에는 일반적으로 원인 불명에 비해 예후가 더 좋지 않다.[**]

예후가 불량한 질환으로 치료의 차원에서 해줄 수 있는 것이 양방에서는 거의 전무하다. 호전과 악화를 반복하면서 점점 나락으로 빠져드는 경우가 많기 때문에 가족들의 고통도 심각하다. 대부분의 경우에서 심각한 정신 지체 및 발달장애가 발생하여 삶의 질에도 커다란 영향을 주기 때문에 무엇보다도 인지의 개선과 발달에 초점을 두고 치료를 해야 한다. 여러 가지의 항경련제에도 반응하지 않는 경우가 많고, 그 부작용으로 인지 능력을 더욱 개선하기 힘든 결과를 낳을 수도 있다.

[*] 『임상간질학』 1판, p.148~151, 대한간질학회
[**] occurrence, outcome, and prognostic factors of infantile spasms and Lennox Gastaut syndrome, pilepsia, 40(3); p.286~289, 1999, Heikki Ratala and Tuuli Putkonen

10세 남아, 양방 치료를 포기한 중증 레녹스가스토 증후군

만 2세가 지나며 눈이 돌아가는 증세가 나타났다고 한다. 대학병원에서 검사를 하니 MRI상 이상이 없었으나 뇌파상의 이상 상태가 확인되어 영아연축 진단을 받았다. 그 이후 8세 때까지는 지속적으로 항경련제를 복용하면서 처음보다 경련은 감소하였지만 지속되었고, 인지 저하가 동반된 발달장애 상태로 뇌파 이상은 지속되었다고 한다. 그 이후 양방에서 레녹스가스토 증후군이라는 진단을 추가적으로 받았다.

이후 3개월간 케톤 식이요법을 하였으나 경련 억제에 실패하였고 항경련제 투약을 포함하여 치료 자체를 포기한 지 2~3년에 이른다고 한다. 치료를 포기하고 지내던 중 점차 경련이 심해져 대발작이 1일 10회 가량 발생하고 소발작도 하루에 셀 수 없이 자주 반복하여 한의원을 찾았다고 하였다.

환아를 진찰해 보니 맥에 힘이 없고 전신이 모두 허약 상태였다. 10세였지만 정상적인 대화가 불가능하였고, 자력으로 서 있지 못하고 그냥 누워서 칭얼거리며 짜증 섞인 울음을 반복하는 상태였다. 보호자의 말에 의하면 하루 종일 이런 상태로 지낸다고 한다.

발달장애가 동반된 경우에는 침 치료가 매우 적응력이 높으나 환자의 상태가 침 치료를 받기 어려운 지경이라 일단 탕약 치료만을 진행하기로 하였다. 허약한 상태를 고려하여 몸을 보호해 주는 방향의 경련 억제 처방을 하였다. 첫 한 달간 한약을 복용하자 대발작은 급격히 줄었다. 한 달에 10여 차례까지 이르던 대발작이 한 달간 3회 가량으로 줄었다. 그러나 소발작의 변화는 미미하였으며 먹을 것을 거부하던 상태에서 식성이 호전되는 변화가 나타나기 시작했다. 항경련제를 전혀 사용하지 않고 한약만으로 경련 횟수가 급감한 것은 놀라운 변화이다.

두 달째 한약 복용을 지속하자 대발작이 약간 더 감소했으며 소발작도 경미하게나마 감소하기 시작했다. 더불어 아이의 짜증이 줄어들고 심리적 안정감이 생기기 시작하였다. 3달째 들어서는 오히려 대발작이 약간 증가하는 변화가 있어 한 달에 10여 차례 정도로 증가하였다. 그러나 발작 후의 후유증이 양호해져 발작 후에 처지는 모습이 거의 없이 편안한 상태를 유지하였다. 진찰을 하니 아이의 맥과 복력이 좋아지고 체력 상태도 많이 개선되었다.

치료 4개월 차에는 좋아진 체력 상태에 맞춰 처방을 변경하였다. 그러자 경련이 급격히 증가하여 1주에 1회 가량의 대발작이 나타났다. 탕약 처방에 적응하지 못하는 것으로 판단하여 5개월째에는 이전의 처방으로 다시 변경하였다. 그러자 다시 대발작이 줄어들었다. 더불어 5개월째에 이르러는 아이의 인지력이 호전되고 눈빛이 뚜렷해지는 것을 확인할 수 있었다. 발달장애를 동반하는 레녹스가스토 증후군에 한약 사용만으로 인지력 발달의 개선을 이룬다는 것은 놀라운 치료 성과라 할 수 있다.

이후 6개월 정도를 동일한 처방을 반복하여 복용하자 대발작은 1주 1~2회, 소발작은 횟수가 많이 줄어들었고, 인지력이 지속 개선되는 상태를 유지하였다. 치료 1년째에 이르자 아이의 짜증은 현격하게 줄고 어느 정도는 대화가 가능한 상태가 되었다. 그러나 경련 빈도수가 주 1회에서 더 이상 진정이 되지 않아 양방 치료를 병행할 것을 권유하였다. 이미 양방 치료 자체를 포기한 상태라 보호자는 거부했지만 한약 복용이 지속된 상태에서 양약을 복용하면 이전과는 다른 치료 효과를 낼 수도 있을 거라 기대하여 양한방 병행 치료를 권유하였다.

이후 환자의 사정으로 한약 복용을 두 달간 중단한 후 양방에서 항경련제 크로바젬을 복용하기 시작하였다. 크로바젬은 이전에 사용하여 효과가 없음이 확인된 약이었다. 그러나 크로바젬을 재복용하여 체중대비로 4분의 3 정도의 약을 투약하자 경련이 없어진 상태가 지속되었다. 한약과 양약 병행 치료 시에 이전에 듣지 않던 양약이 듣기 시작하며, 그것도 미량만 투약하면서도 호전되는 반응이 나타나는 것을 많이 경험하게 된다.

양약을 사용하며 경련 발생이 없어진 것은 반가운 일이지만 문제가 동시에 발생하였다. 양약의 부작용으로 아이의 심리 상태가 매우 흥분된 상태를 유지하며 인지력의 저하 현상이 뚜렷하게 나타나기 시작한 것이다. 그래서 다시 본원을 내원하여 한약과 양약 병행 치료를 시작하였다. 동시에 탕약 치료를 시작하여 첫 달이 지나자 양약의 부작용이 줄기 시작하였다. 흥분된 상태가 안정되기 시작하였다. 또한 두 달째 이르러서는 인지력 저하 현상도 점차 개선되기 시작하였다. 이처럼 한약과 양약 병행 치료 시에 항경련제의 부작용이 감소되는 현상 역시 자주 경험하게 된다.

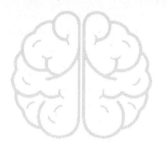

4
뇌수막염으로 인한 뇌전증

뇌수막염은 뇌를 둘러싸고 있는 뇌막에 발생하는 염증이다. 바이러스나 세균, 다른 미생물, 혹은 약물에 의해 뇌막에 감염이 발생할수 있다. 감염이 뇌와 척수 가까이에서 일어나기 때문에 병증에 따라 생명을 위협할 수도 있는 질환이다. 감염이 발생하면 갑작스런고열과 함께 정신 상태가 변하고, 목이 뻣뻣해지는 경직이 발생한다. 뇌수막염은 염증 자체보다는 이로 인하여 발생하는 다양한 합병증들이 문제가 되는 경우가 많다. 뇌전증도 뇌수막염으로 발생하는합병증 중 하나이다. 또한 뇌수막염으로 인한 후유증으로도 뇌전증 발작이 일어나는 경우가 있다.

소아 뇌전증을 일으키는 뇌수막염은 주로 세균 감염이 흔하다. 세균성 뇌수막염으로 인해 발작이 발생할 확률은 6~8% 정도이다. 또한 중추신경계 감염의 후유증으로 뇌전증 발작이 발생하는 경우도 1~5%에 이른다. 보통 감염에 따르는 발작은 전신성보다는 국소 발작이 많다. 감염 후 5년 이내에 발작이 발생하는 경우가 대다수였으며 발작은 재발하는 경우가 많다. 하지만 실제적으로 뇌수막염과 연관된 뇌전증의 장기적인 진행 과정이나 예후에 대한 연구는 거의 없다.*

염증이 수반되는 뇌전증은 보통 뇌전증을 집중적으로 치료하기보다는 염증을 치료함으로써 뇌전증이 치료되는 효과를 노리는 경우가 많다. 염증과 뇌전증이 함께 수반되는 경우라면 그런 치료법이 효과를 볼 수 있지만 문제가 되는 경우는 염증이 수반된 이후에 후유증으로 경련이 발생하는 경우이다. 이런 경우는 뇌에 기질적인 문제가 발생한 이후이기 때문에 뇌가 회복되지 않은 상태로 뇌전증이 발생하게 되어 문제가 될 수 있다. 뇌의 손상은 빠르게 복구될수록 치료가 용이하고 이후 신경학적인 후유증도 덜 남게 되는데, 이런 뇌전증의 발생에 항경련제를 투여한다면 오히려 부작용이 악화될 수 있는 것이다.

---

* *bacterial meningitis and epilepsy*, Epilepsia, 49(Suppl. 6): p. 8~12, 2008, Jagaralapudi Murali K. etc.

뇌염 후유증으로 인한 중증 소아 뇌전증의 한방 단용 치료

16개월 남아인 환아는 발달이 무난한 상태였지만 2차례의 열성 경련 병력이 있었다. 14개월째 여름에 뇌수막염으로 경련이 시작되었는데 뇌염 소견까지 보였다고 한다. 이후 수면 중에만 수십 번씩 약하게 경련이 반복되었다. 경련의 양상은 팔을 하늘로 휘젓고, 다리를 움찔거리며, 눈이 돌아가고, 얼굴을 까닥거리며, 혀를 깨문다는 부모의 설명으로 보아 대발작 양상을 띠었다.

MRI상에는 뇌염으로 인한 이상 소견이 있으며 뇌파 검사는 이상 뇌파가 확인되었다. 트리렙탈 현탁액 외에 처방을 바꾸며 3종의 항경련제를 한 달 반 동안 복용하였는데 경련은 소실되지 않았다. 오히려 두드러기, 신경과민, 수면장애 등의 부작용이 심하게 나타났다고 한다. 최종적으로는 페노바비탈을 처방받았으나 부작용이 두려워 복용시키지 않고 한방 치료를 원하여 내원하였다.

진찰을 해보니 매우 허약아 상태로 맥력, 복력이 모두 약한 상태였다. 게다가 아이는 매우 신경질적인 상태로 정상적인 진찰이 어려운 정도였다. 문진을 하니 수면, 대변 상태는 무난하였다. 뇌염에 의한 기질적 손상이 뇌전증의 원인이 되므로 일반 탕약 치료만으로 치료를 하는 것에는 한계가 있다. 탕약은 기질적 처방에 적중률이 높은 탕약을 처방하며 침 치료를 병행하기로 했다.

치료 일주일이 지나자 경련의 횟수가 줄기 시작하였다. 또한 아이의 성격도 짜증과 화가 줄고 온순해지기 시작했다. 그리고 치료 시작 24일 만에 드디어 경련 자체가 완전 소실되었다. 물론 아이는 온순한 원래의 성격을 유지하였다. 안정적 상태를 유지하여 치료 45일 만에 뇌파 검사와 MRI 검사를 시행하여 뇌파 소견뿐 아니라 MRI 소견까지 정상회되었다는 판정을 받았다. 담당 의사는 아이가 페노바비탈을 복용 중에 성과가 나타난 것으로 착각했지만 이는 순수한 한방 치료만으로 호전된 사례이다.

뇌염이나 뇌수막염 이환 후에 경련이 발생하는 환자가 종종 있다. 이 경우 소아라면 기질성 뇌전증이나 대사성 뇌전증이나 무난한 치료 경과를 보이게 된다. 그러나 성인의 경우는 치료 경과가 매우 난치로 빠지게 되는 사례가 더 흔하다. 뇌염이나 뇌수막염으로 인한 뇌의 손상이 빠르게 복구될수록 치료가 용이한데, 소아의 경우 뇌의 회복력이 더욱 왕성하기에 치료율과 속도 역시 현저하게 빠르게 나타나는 것이다.

이 아이의 경우도 양약 부작용으로 항경련제 복용을 불가피하게 중단하였는데, 이 부작용이 오히려 행운이었다. 만약 이 아이가 항경련제 복용을 지속하였다면 당연히 뇌의 활성을 떨어뜨리기에 치료율도 속도도 한방 단용 치료에 비하여 현격하게 떨어질 것이다. 뇌염이나 뇌수막염 후유증으로 발생한 소아 뇌전증은 조기에 한방 치료를 단용하는 것이 최선의 방법일 것이다. 불가피한 경우를 제외하곤 항경련제 사용을 자제하는 것이 옳을 것이다.

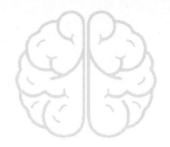

5
백질 연화증

이름 자체만 보더라도 백질 연화증은 많은 사람들에게 낯설 것이다. 백질은 뇌에 존재하는 부위로, 뇌는 크게 백질과 회백질로 구성되어 있다. 일반적으로 회백질은 보통 신경세포들이 몰려 있는 곳이고, 백질에는 신경세포에서 뻗어 나온 신경 줄기들이 지나간다. 백질 연화증은 신경세포 줄기가 지나가는 이 백질이 제 기능을 하지못하게 세포들이 죽는 병증이다. 이런 경우 운동 신경이 제대로 기능하지 못하기 때문에 근육을 조정하는 데에 문제가 발생하게 되고, 다양한 신경 병증이 나타나 발달 지연이나 뇌전증 발작이 나타나기도 한다. 백질에 있는 세포들이 죽고 터지면서 오히려 조직이 단단해지기 때문에 연화증이라는 말 자체에는 오류가 약간 있다. 백질을 중심으로 주위 공간이 응고되고 세포들이 죽는 괴사가 일어나는 병증이기 때문이다.

보통 미숙아나 저체중아에게 발생할 확률이 높다. 크게 백질 연화증으로 발전하는 데에는 두 가지 요인이 작용하는데, 백질 주변에 혈액이나 산소 공급이 감소했을 경우이거나 신경을 지지하는 세포가 손상되었을 경우이다. 둘 다 신경이 손상되는 것이기 때문에 백질 연화증 역시 다른 뇌전증 증후군들처럼 심각한 난치성 질병이다. 대개 운동 조절이나 내부 장기의 기능에 심각한 문제를 초래하며, 시력 손상이나 일시적 호흡 정지, 심박 감소, 발작 등이 일어날 수 있다.

뇌전증 발작은 백질 연화증을 가진 소아들에게 더 많이 일어난다. 이스라엘에서 시행되었던 연구에 따르면 백질 연화증 환아 중 20% 가까이에서 뇌전증 발작이 일어났다고 하였다.* 발작은 보통 심각한 형태의 백질 연화증에서 나타나며 조숙아나 저체중아에게 더 많이 나타나는 경향이 있었다.

현재로서는 백질 연화증을 치료할 수 있는 방법으로 밝혀진 것이 없다. 보통 백질 연화증으로 수반되는 증상들을 대증(對症)적으로 치료하는 것 이외에 근본적으로 치료할 수 있는 방법은 없다. 하지만 신생아나 영아의 뇌는 빠르게 발전하며 바뀌고 있기 때문에 적절한 치료를 할 수 있다면 치료 반응이 긍정적으로 나타날 수 있으며, 정상적인 발달을 보일 가능성도 있다. 따라서 뇌전증이 발생했다고 하여 무조건 항경련제를 투여하기보다는 아이의 증상과 상태를 고려하여 적절한 치료를 해주는 것이 절대적으로 필요하다.

---

* risk factors for seizures in very low birthweight infants with periventricular leuko-malacia, journal of child neurology 21(11) : p.965~970, Shochat, R. etc.

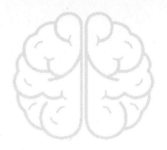

6

결절성 경화증

결절성 경화증은 뇌 속이나 신장, 심장, 폐와 같은 기관에 양성 종양을 일으키는 유전성 질환이다. 뇌전증 발작, 발달 지연과 같은 신경학적 장애와 행동장애, 피부색의 변화 등이 나타나는 질환이다. 그중에서도 색소가 옅은 반점과 뇌전증 발작, 뇌실 아래의 결절이 가장 많이 나타나는 증상이다. 결절성 경화증 환자의 90%에서 뇌전증 발작이 나타나기 때문에 경련을 조절하는 것이 큰 의미를 갖는다.

결절성 경화증 환자의 예후는 증상의 심각한 정도에 따라 다양하게 나타난다. 피부의 변성 정도가 얼마만큼의 범위로 퍼져 있는지, 뇌전증을 조절할 수 있는지, 신장은 제대로 작동하고 있는지에 따라 예후가 달라지는 것이다. 증상이 경미할수록 예후가 좋고 수명이 길며 증상이 심할수록 심각한 기능 장애를 초래한다. 보통 발작이 어린 나이에 시작한 경우에 결과가 좋지 않으면서 지능장애가 나타나는 경우가 많다. 결절의 수가 많은 것 역시 심각한 발작을 일으키고 자폐증과 같은 증상을 나타내기도 한다.[*]

아직까지 결절성 경화증은 약물 치료로 효과를 본 경우가 없다고 알려져 있다. 그럼에도 나타나는 증상에 따라 산발적으로 약물 투여가 이루어지고 있는 실정이다. 뇌전증 증상을 나타내는 결정성 경화증에 항경련제가 고민 없이 투여되고 있는 것이다.

항경련제의 기전과 아무런 상관이 없는 결절성 경화증을 치료하는 데 항경련제가 효과 있을 리 만무하다. 이런 난치병에 항경련제를 복용하면서 증상을 악화시키는 것보다는 다른 치료법을 찾는 것이 오히려 바람직할 것이다.

---

[*] *Seizures and intellectual outcome*, Eur J Paediatr Neurol 15(2) : p.131~137, 2011, Samir H. etc.

치료 사례

25개월 된 남아의 결절성 경화증 치료

환아는 25개월 된 남아로 아직 치료가 진행 중이다. 치료 경과는 매우 양호하며 경련과 인지 발달 모든 측면에서 매우 순탄한 치료

경과를 보이고 있다. 장기간에 걸친 치료 경과를 보고 판단하는 것이 좋을 것이지만 결절성 경화증이라는 난치성 질환을 치료할 수 있는 가능성을 열었다는 측면에서 매우 가치 있는 사례이다.

결절성 경화증 환자의 경우 발병 초기에 항경련제 반응이 양호하더라도 시간이 지나면서 증세가 악화되어 결국 항경련제가 반응하지 않는 약물 난치성 뇌전증의 경향을 보인다. 이런 측면에서 결절성 경화증 환자가 항경련제 도움 없이 경련을 조절해낼 수 있다면 의학적으로 매우 중대한 가치를 지닐 것이다.

난치성 뇌전증을 한방으로 치료하며 다양한 성과가 나타났지만 결절성 경화증의 경우 유달리 치료 성적이 매우 낮았다. 이는 본원에서 소아 뇌전증 치료에 일반화된 치료법이 결절성 경화증 치료에 적응도가 낮다는 것을 의미했다.

이번 사례에서는 신경계의 흥분 증세를 안정시키는 그동안의 처방 계열에서 벗어나 결절 자체를 한방 고유의 어혈 질환으로 추정하여 청혈요법과 거어혈요법의 처방을 사용하여 치료법의 전환을 시도하였다. 그 결과 매우 획기적인 치료 성과가 나타난 것이다.

환아는 생후 4개월부터 고개를 떨구며 머리를 바닥에 찧는 연축 현상을 보였다. 이후 검사를 통하여 결절성 경화증과 영아연축 진단을 받았다. 그 이후 샤브릴, 엑세그란 등 4종의 항경련제를 혼합 복용하고 있었지만 경련은 전혀 조절되지 않고 있는 상태였다. 급기야 내원 전에 케톤 식이요법을 진행하였다고 한다. 이 역시 진행 초반 2주 동안은 양호한 반응이 있었지만 그 이후로는 평소보다 경련이 오히려 더 증가하는 악화 현상이 나타나 치료를 중단하였다고 한다.

초진 시에는 4종의 항경련제를 복용 중이었으며, 1일 3~4회의 경련이 있으며 1회 시 5회 가량의 연축성 경련이 반복된다고 한다. 발달지연이 현격하여 보행은 13개월 수준으로 불안전한 보행을 하며 언어는 6개월 수준의 옹알이 수준에 맞추어 있다.

대변, 수면 모두 양호하며 환자는 본원의 분류법에 의하면 기질성 뇌전증으로 역시 난치성 영아연축으로 분류된다. 어혈에 초점을 맞추어 청혈, 거어혈 탕약 처방을 하고 침 치료를 병행하기로 하였다. 복용 중인 항경련제는 효과가 없지만 일단 변화 없이 복용하며 치료를 진행하였다.

치료 2주간은 별다른 변화가 나타나지 않았다. 그러나 3주차로 들어가며 환아의 경련은 감소하기 시작하였다. 4주차에 들어서는 감소세가 뚜렷하여 1일 1~2회 경련, 1회 시에도 1~2회의 아주 가벼운 근간대 경련 현상만 보이고 진정되었다. 또한 3주차가 지나며 아이의 인지력에도 변화가 나타났다. 아이가 주변 사물에 적극적으로 반응하며 관심을 보이게 되었고 가벼운 놀이를 시도하였다. 언어도 옹알이 수준을 넘어 반향어적 반응을 나타내기 시작하였다. 또한 보행 상태도 원만해져 빠른 속보도 가능해졌다.

치료 6주차가 넘어가자 아이가 심한 감기와 고열을 앓게 되어 불가피하게 침 치료를 중단하게 되었다. 2주간 침 치료를 중단하며 탕약 치료만을 지속하여 경과를 살폈는데, 지속적인 호전 증세를 보였으며 7주차에 들어서며 경련이 거의 소실되는 상태가 되었다. 이를 통하여 침 치료 없이 탕약 치료만을 진행해도 지속적인 호전증세를 유지할 것이라 확인하여, 침 치료는 중단하고 탕약 치료만을 진행 중이다. 치료법이 전혀 없는 난치성 질환인 결절성 경화증이 이러한 효과를 낼 수 있었던 것은 매우 의미가 있다고 생각한다.

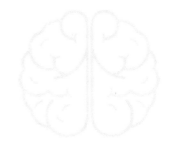

7

부분 뇌전증

초점성 뇌전증이라고도 불리는 부분 뇌전증은 뇌전증이 발생할 때에 뇌의 특정 부위에만 영향을 미치는 뇌전증 발작을 말한다. 우리의 뇌는 전두엽, 측두엽, 두정엽, 후두엽, 이렇게 크게 네 부분으로 나뉘는데, 부분 뇌전증은 그중 한 부분에만 영향을 미치는 뇌전증을 의미한다. 하지만 증상은 어느 부분에서 뇌전증 발작이 일어나는가에 따라 천차만별이다. 전두엽에서 발작이 일어나면 머릿속에 물결치는 듯한 어지럼증이 나타날 수 있고, 측두엽에서 발작이 일어나면 데자뷰를 본 것 같은 느낌이 들 수도 있다. 두정엽에서 발작이 일어나면 마비가 오는 것처럼 저릿하거나 따가울 수도 있고, 후두엽에서 발작이 일어나면 시각적으로 문제가 생기거나 환각을 볼 수도 있다.*

증상에 따라 부분 발작은 크게 두 종류로 나뉜다. 단순 부분 발작과 복합 부분 발작이다. 하지만 최근 새로운 분류법에 따르면 인지 기능이 떨어지는 부분 발작과 인지 기능에 문제가 없는 부분 발작으로 나뉘기도 한다.** 그만큼 뇌전증 환자에게 인지 기능의 손상 여부가 중요한 논점이 될 수 있다는 의미일 수 있다.

단순 부분 발작의 경우는 뇌의 한 부분의 작은 일부에서 발작이 일어나 의식이 있을 때 발생한다. 이런 발작이 종종 복합 부분 발작으로 발전되기도 하는데, 이런 경우 단순 부분 발작을 복합 부분 발작의 전조 증상이라고 보기도 한다. 복합 부분 발작은 대뇌 반구의 더 넓은 부위에서 발생하며 뇌전증 발작 시 의식을 잃는 경우가 많다. 부분 발작이 뇌의 한 부분에서 시작하여 다른 쪽으로 퍼져 나간다면 이런 경우에는 이차적으로 전신 뇌전증 발작이 일어날 수 있다. 그런 경우에는 환자가 의식을 잃고 긴장성, 간대성 발작이 발생할 수도 있다. 따라서 부분 발작은 어떻게 보면 경미한 발작이지만 마음을 놓기에는 걱정할 부분이 많이 남아 있다.

부분 발작이 가장 많이 일어나는 부위는 측두엽 부위로 수술 치료에서 자주 거론되는 부위이다. 복합 부분 발작의 40~60% 정도가 측두엽 부위의 부분 발작에 속한다. 부분 발작이 일어날 경우 자동적인 운동 발작이 일어나는 경우가 많으며, 행동 정지와 같은 무반응이 일어나기도 한다. 전신적으로 나타나는 긴장성, 간대성 발작

＊http://www.epilepsysociety.org.uk/AboutEpilepsy/Whatisepilepsy/Seizures
＊＊the 18th Edition of Harrison's Principles of Internal Medicine(released July 2011)

과 다른 점은 운동 증상이 한쪽으로 나타나며, 주기적인 떨림 등의 특징이 보이지 않는 것이다. 의식을 잃는 경우도 있으나 그렇지 않은 경우도 있고, 전신적인 증상이 나타나지 않는다.

일반적으로 전신적 증상이 나타나지 않는 경우에는 항경련제를 추천하지 않는 것이 보통이다.

치료 사례

소발작을 일으키는 27세 남자

27세의 건장한 청년이 불안한 표정으로 내원하였다. 8년 전부터 소발작이 반복되는데 MRI나 뇌파상으로는 이상이 없다고 한다. 초기에는 2~3달에 한 번 정도였던 것이 5년 전부터는 한 달에 한 번꼴로 반복된다고 하였다.

증세는 일시적으로 정신을 잠시 잃어버리는 결신발작류였다. 5년 전부터 대학병원에서 지속적으로 항경련제를 복용하고 있지만 한 달에 한 번씩 소발작이 반복되고 있었다. 또한 소발작과는 별도로 1일 1회의 전조증세로 갑작스런 불안감과 심계증세를 느낀다고 한다.

차도가 없는 것에 낙담하여 3개월 전에 임의로 항경련제를 중단하였다고 한다. 그 후 2개월간은 전조증세만 반복될 뿐 소발작 없이 지냈는데 내원 1주 전부터 급작스레 소발작이 증가하면서 1일

4~5회 반복된다고 한다. 또한 발작의 전조증세이던 불안감은 하루 종일 지속되고 있어 환자는 극도의 불안 상태이다.

순수한 한방 치료만으로 치료를 진행하기로 하고 진찰을 해보니 뇌전증 환자의 전형적인 간열체질에 심열이 왕성해진 맥상을 띠었다. 간열처방에 심열을 진정시키는 처방을 가미하여 처방하고 심화를 진정시키는 침 시술을 하였다.

1회 침 시술로 불안증세가 반감되고 1주간 침 시술을 반복하며 소발작이 1주차에 멈추었다. 이후 탕약 치료만을 반복하며 한 달째가 지나자 불안감이 90%가량 소실되고 소발작도 진정되었다. 맥상도 심맥이 안정되고 환자는 마침 피곤함을 호소하기에 두 달째 처방은 간열처방만을 단독으로 하였다.

두 달째에 환자는 소발작뿐만 아니라 8년째 반복되던 전조증세도 모두 진정되었다. 맥상도 간열 맥이 많이 완화되어 완맥이 되었으며 혈색에도 붉은 기운이 많이 빠져 건강한 혈색으로 돌아가고 있다. 환자는 발작과 전조증세도 없이 두 달간 지내온 사실에 매우 만족해했다. 그러나 발작 없이 최소 1년 이상을 끌고 가기로 하고 투약을 지속하고 있다. 더 경과를 지켜봐야 할 것이나 맥상까지 안정된 것으로 보아 재발 없는 상태가 지속될 것으로 기대된다.

4부

뇌전증의
관리

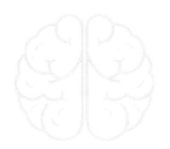

1

임산부를 위한 관리법

뇌전증 환자들은 많은 고민을 하겠지만 다른 문제들보다도 임신에 대한 문제를 가장 많이 고민할 것이다. 자신이 앓고 있는 뇌전증이라는 병이 유전되어서 자식도 같은 고통을 겪지 않을까 하는 걱정부터, 뇌전증이 임신에 미치는 영향, 그리고 임신을 한다면 복용하고 있는 약을 어떻게 해야 할까에 대한 고민까지 들게 마련이다. 사람마다 그 호르몬이나 주기에 따라 뇌전증이 미치는 영향은 다르겠지만 고민하는 점에서는 비슷할 것이다.

임신을 하면 뇌전증 발작이 심해질까?

더 큰 문제는 그런 문제에 대해 알려진 전문적 지식이 거의 없으며,

의사들도 전문적으로 알고 있는 경우가 드물다는 것이다. 보통 호르몬에 불균형이 생기는 경우 뇌전증이 있는 여성들에게 문제가 생기는 경우가 많다. 그렇기 때문에 임신한 여성은 더욱 조심할 수밖에 없는 것이다. 특히나 여성이 임신 시 증가하는 에스트로겐과 프로게스테론은 뇌전증 여성들에게 많은 변화를 일으킨다. 에스트로겐은 뇌의 전기적 활성을 증가시켜 뇌전증이 발생할 확률을 높이며 프로게스테론은 다양한 부작용을 일으킨다.*

그렇기 때문에 뇌전증 환자에게 임신은 그다지 추천할 만한 일은 아니다. 많은 뇌전증 환자들이 호르몬에 민감한데, 보통 때에도 민감한 뇌에 전기적 자극을 주는 것은 바람직하지 않기 때문이다. 호르몬에 민감한 뇌전증 환자는 보통 에스트로겐/프로게스테론 비율이 상대적으로 높은 경향이 있다. 따라서 이런 에스트로겐/프로게스테론 비율을 맞추어 뇌전증 발작을 조절하는 치료도 있다. 균형을 맞추는 것이 중요한 것이다. 하지만 임신 시에 발생하는 다양한 호르몬 변화에 호르몬 비율을 맞추는 데 집중하면 태아의 건강에도 악영향을 끼칠 수 있기 때문에 실제적으로 적용하는 데에는 한계가 있다.

---

* www.epilepsy.com/women_pregnancy

뇌전증 환자도 정상적인 임신이 가능할까?

뇌전증 환자는 뇌 신경계에 문제가 생긴 것이지, 생식계나 유전자 자체에 문제가 생긴 것이 아니기 때문에 임신 자체에 문제가 있지는 않다. 다양한 통계에서 뇌전증 환자의 임신율이 평균에 미치지 못하는 것으로 나타나고 있지만 이것은 신체적인 문제라기보다는 뇌전증으로 인하여 영향을 받는 다양한 사회적, 환경적 인자로 인한 결과라고 볼 수도 있다. 뇌전증이 임신 능력 자체에 영향을 미치지는 않으며 유전적 질환이 바탕에 깔려 있는 환자가 아닌 이상은 유전적으로 걱정할 필요가 없다.

다만 뇌전증 환자는 발작으로 인하여 임신의 유지가 좀 더 어려울 가능성이 클 수 있다. 임신을 한 경우 다른 질환이 없는 여성들도 몸가짐을 조심하며 행동하는데, 급작스레 일어나는 뇌전증 발작은 태아의 안정적인 성장에 악영향을 미칠 수 있기 때문이다. 또한 임신을 하기 전이나 임신을 하고 있는 기간에 복용하는 항경련제가 태아와 임산부의 건강에 미치는 영향도 간과할 수 없다. 항경련제는 앞서 말했듯 복용을 중단할 경우 다시 발작이 심하게 나타나는 경우가 많은데, 임신을 했다고 해서 항경련제의 복용을 중단한다면 오히려 발작이 심해져서 임신에 위해가 될 가능성이 크다.

결론적으로, 임신 자체에 문제가 있지는 않지만 그 유지에 있어 어려운 점이 있기 때문에 뇌전증 환자들이 임신을 고려하는 것은 어려운 일이다. 뇌전증 자체가 임신에 위협이 될 수 있기 때문이다. 뇌전중 발작으로 인하여 쓰러지거나 타박을 입을 가능성이 농후한데 태아의 건강을 위협할 가능성이 크다. 그런 이유로 전신성 발작의 경우는 조산이나 유산이 될 가능성이 크다. 그렇기 때문에 뇌전증 증상이 가벼운 여성은 임신에 성공할 확률이 크다.

뇌전증 여성이 임신을 할 경우 다음과 같은 사항들에 대해 주의를 해야 한다. 뇌전증 발작을 잘 조절해야 하며 적정 용량의 약을 복용해야 한다. 가능한 한 한 가지의 약물만 복용하도록 해야 하며 태아에 영향을 주는 약물은 복용하지 않는 것이 좋다. 담배는 피하는 것이 좋으며 적절한 식단을 통해 정상 체중을 유지하도록 노력하는 것도 중요하다. 무엇보다 임신 전 주치의와 심도 있는 상담을 통하여 임신으로 인하여 생길 수 있는 위험성들에 대해 충분히 인지하는 것이 중요하다.

태아에게 나타날 수 있는 문제

뇌전증을 가진 여성의 아기에게 문제가 생길 확률은 4~6% 정도이다. 이 확률은 일반 인구 집단에 비해 두 배 정도 큰 수치이다. 뇌전증이 직접적으로 유전되거나 뱃속의 태아에게 문제가 될 수 있다고 밝혀진 바는 없다. 통계적으로 보았을 때 질병 자체의 문제로 인하여 아기에게 문제가 발생하는지, 항경련제의 오랜 복용으로 인하여 임산부의 몸에 생긴 문제가 아기에게 문제를 발생시키는지는 알 수 없는 일이다. 어떤 의사들은 특정 약물은 태아에게 문제를 일으키지 않는다고 하지만 아무런 임상 시험이 이루어지지 않았기 때문에 역시나 알 수 없는 노릇이다.

하지만 항경련제가 태아의 선천적 기형을 유발한다는 것은 이미 밝혀진 사실이다.* 항경련제를 복용하는 엄마에게서 태어난 아이가 기형이 될 위험이 두 배 정도 컸던 것이다. 특히나 첫 임신 3개월에 발작이 일어났을 경우가 그 이후에 발작이 일어났을 경우에 비해 기형이 생길 확률이 높았다. 항경련제를 복용해 가장 많이 생기는 기형은 얼굴 모양이 이상해지는 안면 기형과 손가락 기형이었다. 항경련제는 이런 물리적 기형을 일으키는 것뿐만 아니라 태아의 뇌 발달에도 영향을 미치는 것으로 알려져 있다. 항경련제를 복용한 엄마에게서 태어난 아이가 정상적으로 태어난 아이에 비해 지능지수가 더 낮다는 사실은 그것을 증명해 주는 것이다. 태아의 발달에 영향을 주는 항경련제를 발작이 발생할 우려 때문에 임신 중에도 계속 복용하다면, 발작으로 인한 유산보다는 항경련제로 인한 태아의 손상이 더 커질 위험이 있는 것이다.

또한 뇌전증이 있는 엄마에게서 태어난 아이는 출생 직후 사망할 위험이 2~3배가량 높다. 단순히 다양한 기형으로 인하여 그럴 것이라고 예상할 수도 있지만 아직 그 원인에 대해서는 명확히 밝혀지지 않았다. 하지만 약물로 인하여 태아의 발달에 영향을 미칠 수 있음을 고려하면 뇌전증으로 인하여 항경련제를 복용한 것이 임신 중 태

---

*effects of seizures and their treatment on fetal brain, Epilepsia, 45(suppl. 8) : p.48~52, 2004, Blackwell publishing, Inc., Josiane La Joie etc.

아에게 악영향을 미쳤을 가능성, 그리고 뇌전증 발작으로 인하여 입었을 물리적 손상 등이 원인이 될 수 있을 것이다. 이런 발달 저하가 문제가 되어서인지 출생 시 저체중아가 될 위험도 뇌전증이 있는 엄마에게서 태어난 아이가 두 배 정도 크다고 한다.

뇌전증을 가진 여성을 위한 조언

정기적으로 항경련제의 혈중 농도를 검사하면서 발작을 조절할 수 있다면 임신을 해도 된다고 말하는 의사들이 있다. 임신으로 인하여 생기는 신체적인 변화로 인하여 약물이 작용하는 기전이 바뀔 수도 있지만 발작을 하는 것보다는 약물을 복용하는 것이 낫다고 보는 것이다. 또한 자간전증이라고 하여 3분의 1 정도의 여성은 임신 중 뇌전증 발작을 더 많이 일으키기 때문에 항경련제를 복용하여 발작을 조절해야 한다고 하는 것이다.

하지만 임신 중 복용하는 항경련제로 인하여 태아의 발달이 저해되고 각종 위험을 높이는데 항경련제 복용을 권하는 것이 마땅할까? 뇌전증 발작으로 인한 태아의 위험과 항경련제로 인한 위험을 수치적으로 비교할 수는 없겠지만, 엄연히 항경련제가 태아의 발달에 큰 영향을 미치는 것은 사실이다. 그렇기 때문에 발작을 단순히 조절하기 위해 임신 중에도 계속 약물을 복용하는 것은 매우 위험한 일일 것이다.

따라서 뇌전증이 있는 여성에게는 되도록 임신을 권하고 있지 않으며, 임신을 하고 싶다면 항경련제가 아닌 태아에게 영향을 미치지 않는 다른 방법을 이용하여 뇌전증을 조절해야 할 것이다. 아직도 뇌전증 환자가 임신을 하고 아이를 낳아 키우는 데 신체적으로, 정신적으로, 환경적으로 모두 어려움이 많은 것이 현실이다. 하지만 한의학적 치료 등을 통해 뇌전증 발작을 조절하면서 임신을 유지한다면 징상적인 태아의 발달과 출생을 기대할 수 있을 것이다.

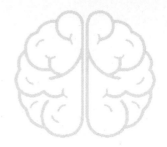

2
수면 관리법

뇌전증과 잠, 이 둘은 아무 연관이 없어 보이지만 뇌전증 환자에게 수면 관리는 절대적으로 중요하다.* 과연 잠과 뇌전증이 무슨 연관이 있는 것일까? 잠을 잘 때에 우리의 뇌에는 깨어 있을 때와 다른 뇌파가 흐르며, 잠은 발작파의 분포와 빈도에 영향을 준다. 또한 수면은 우리 몸의 기능 이상을 대표하는 것으로 잠을 잘 자지 못한다면 우리 몸에 많은 해로운 변화가 발생하게 된다. 생체 리듬에서 수면은 중요한 역할을 하며 하루 종일 쉬지 않고 활동하던 뇌가 쉬는 시간인 셈이다. 이런 쉬는 시간에 잠을 자지 못하고 뇌가 계속 활동한다면 뇌전증 발작이 일어날 확률이 증가하게 되는 것이다. 뇌전증

*『임상간질학』 1판, p. 427~430, 대한간질학회

치료를 잘 받으면서 관해를 유지하던 소아 뇌전증 환자들 가운데, 수면을 제대로 하지 못하여 경련이 다시 발생했다는 환자들이 많이 있다. 주로 시험을 앞두고 밤새 공부한 다음 날 경련이 발생했다는 환자들이 많다.

뇌전증 발작에 미치는 수면의 영향

뇌전증 환자들 가운데 20% 정도의 환자들은 수면 중에만 발작을 한다. 뇌전증의 종류에 따라 주로 수면 중에 특징적으로 경련 발작이 발생하는 환자들이 있는 것이다. 또 어떤 환자들은 수면이 불안해졌을 때에 뇌전증이 더 잘 발생하기도 한다. 따라서 수면은 뇌전증의 원인이 되기도 하며 뇌전증을 조절하는 인자가 되기도 하는 것이다.

우리가 자는 잠은 크게 렘수면(REM, rapid eye movement)과 비렘수면(NREM, non-rapid eye movement)으로 나눌 수 있다. 렘수면은 일종의 가수면 상태로 우리의 몸은 자고 있지만 동공이 눈꺼풀 아래에서 빠르게 움직이는 수면을 말한다. 전체 수면의 20~25%를 차지하며 보통 총 시간을 따지면 1시간 반에서 2시간 정도가 된다. 정상적인 사람이 밤에 잠을 잘 때 보통 4~5번 정도의 렘수면을 경험하며, 아침이 가까워질수록 렘수면의 길이가 길어진다. 우리가 꾸는 꿈의 대부분은 렘수면 중에 이루어진다. 그런데 수면 중 경련 발작은 비렘수면 중에 흔히 관찰된다. 비렘수면기에서는 뇌에서 뇌전증 모양의 전기 신호가 잘 전파되기 때문에 뇌전증 발작이 더 흔하게 발생하게 된다.

신기한 것은 잠을 잘 자지 못했을 때에도 이런 뇌전증 모양의 전기 신호가 3분의 1의 환자에게 활성화되며 많게는 90%까지 증가한다고 한다. 잠의 역할은 뇌의 피로 회복이다. 예전에 고문의 한 형태로 잠을 자지 못하게 하는 것이 있었다. 바로 뇌의 활동을 멈추게 하는 가장 효과적이면서도 잔인한 고문 방법인 것이다. 잠이 부족하면 단순히 피곤하기만 한 것이 아니라 감정 기복도 심해진다. 음주 운전보다 졸음운전이 더 위험하다는 우스갯소리는 괜히 나온 것이 아니다.

따라서 뇌전증 환자에게 규칙적인 수면 관리는 아주 중요하다. 뇌가 제대로 피로 회복을 할 수 있도록 숙면을 취하고 수면을 관리할 수 있어야 하는 것이다.

수면 관리를 어떻게 해야 할까?

먼저 정규적인 수면 습관이 중요하다. 개개인마다 먹는 양이 다르고 자는 시간이 다르듯이 절대적인 수면 시간이 정해져 있지는 않다. 하지만 일정 정도의 수면을 규칙적으로 하는 것이 중요하다. 수면 후 아침에 일어났을 때 피로감을 느끼지 않을 정도의 수면 시간을 정해 매일 규칙적인 수면 습관을 형성하는 것이 중요하다.

두 번째로 적게 자더라도 수면 효율성을 올리는 식으로 자는 것이 좋다. 분명 많이 잤는데도 아침에 피곤할 때가 있는데, 이는 수면 효율이 좋지 않은 것이다. 수면 효율을 높이기 위해서는 과식 후에 수면에 드는 습관은 피해야 한다. 또한 숙면을 방해하는 음주나 흡연, 카페인은 당연히 피해야 한다. 숙면을 취하지 못하면 뇌는 피로 회복을 못한 채 계속 지쳐가고 민감한 상태로 몰리게 되는 것이다. 이런 뇌의 각성 상태는 뇌전증을 일으키는 데 더 좋은 환경이 된다.

뇌전증 환자 중 2/3 이상의 환자들이 수면 장애를 호소하는데, 보통 낮에 피로함을 많이 호소하며 40% 정도는 잠이 들기 어려운 입면 장애를 호소한다. 이런 것으로 미루어볼 때에도 뇌전증과 수면은 분명 큰 연관성이 있다. 또한 수면 중 발작을 하는 경우는 수면의 연속성을 단절할 수 있기 때문에, 수면에 변화를 야기해 악순환을 반복하게 된다. 따라서 식습관의 변화, 잠자리의 개선 등을 통하여 보다 잠을 잘 잘 수 있는 환경을 만들도록 노력해야 할 것이다.

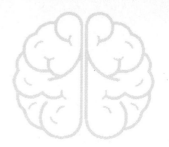

3

스트레스 관리법

얼마 전 스트레스로 인하여 뇌전증 발작이 발생한 사례가 기사로 나온 적이 있었다. 비정규직으로 일해 온 직원이 고용 관계가 종료 될 것이라는 소문을 듣고 스트레스가 심해져 수면제를 먹지 못하면 잠을 이루지 못할 정도로 불안감에 시달렸다고 한다. 그러다 결국 경련 증세까지 발생했는데 재판부는 판결문에서 '언제 해고될지 모르는 불안감에 정상 수면을 취하지 못하여 뇌전증을 일으킨 점이 인정된다'고 하였다. 스트레스와 함께 발생한 수면 장애가 뇌전증을 발생시킨 것이다.

또한 복합 부분 발작 환자의 21% 정도가 정서적 스트레스에 의해 발작이 유발된다고 하였다. 우리가 느끼는 감정적인 무게가 바로 스트레스인데, 이런 스트레스가 커질 때 가장 그 짐이 무거워지는 곳이 바로 뇌이다. 생각이 많아지고 말 그대로 스트레스가 쌓이게 되면, 멀쩡하던 사람도 예민해지고 피로에 시달리며 잠도 잘 자지 못하게 된다. 스트레스로 인하여 발생하는 수면 장애가 뇌전증을 유발하기도 하고, 스트레스 자체에 의한 뇌의 민감성 증가로 인하여 뇌전증이 유발되기도 하는 것이다.

스트레스는 일반인에게 저절한 정신저 긴장간을 유발하기도 하지만 극도로 뇌와 신경계가 민감해져 있는 뇌전증 환자에게는 매우 위험한 요인이다. 따라서 스트레스를 관리하여 뇌전증 발작까지 이어지지 않도록 조절하는 것이 매우 중요하다.

가족과의 관계

스트레스를 관리하는 데는 가족들의 배려가 특히나 중요하다. 뇌전증 환자는 사회적으로도 아직 억압받고 있으며 사회생활 자체에 스트레스가 심한 상태일 것이다. 가정에서는 이런 스트레스를 완화시키고 피로를 풀 수 있도록 배려해 주어야 하는 것이다. 환자를 중심으로 마음을 편안히 할 수 있는 환경을 만들어 주어야 한다.

환자가 어린이일 경우에는 부모의 강제적이고 강압적인 훈육으로 아이를 극도의 스트레스로 모는 일이 없어야 한다. 경련을 일으키는 아이들의 경우 뇌파가 불안정한 경우가 많은데, 이런 경우 성격이 예민해지며 산만해지고 거칠어질 확률이 높다. 그래서 뇌전증 환아들 가운데에는 주의력결핍과잉행동장애(ADHD)를 동반한 경우도 종종 있다. 무리한 훈육이나 성적 스트레스 등으로 아이의 스트레스를 가중시킬 수 있는 것이다.

이완을 통한 스트레스 극복

성인의 경우에는 다양한 자신만의 이완 방법을 이용하는 것이 좋다. 요가나 명상과 같은 이완 요법을 적극 활용해도 좋으며 자신에게 즐거움을 주는 운동으로 스트레스를 푸는 것도 좋은 방법이다. 종교가 있는 사람은 신앙생활을 통하여 마음의 안정을 꾀하는 것도 바람직하다.

자신의 화를 다스리지 못하고 감정적 분노로 인하여 스트레스를 스스로 만드는 일도 피해야 한다. 긍정적인 생각을 통하여 마음의 안정을 추구할 필요가 있다.

스트레스가 만병의 근원이라는 말이 있다. 뇌전증 환자에게 스트레스는 마른 장작이 쌓여 있는데 옆에서 담배꽁초를 버리는 것과 비슷하다고 할 수 있다. 이미 불이 붙을 수 있는 여건이 충분히 마련되어 있을 경우에는 장작에 습기를 유지해 주며 불을 멀리하면서 큰 화재가 나는 것을 사전에 주의하고 방지해야 할 것이다. 뇌전증도 마찬가지이다. 뇌세포가 아주 민감해져 있는 상태에서 감정적으로 흥분하거나 억압받는다면 일종의 폭발의 형태로 뇌전증 발작이 일어날 수 있을 것이다. 자신의 마음을 다스리고 이완할 수 있는 취미생활을 통하여 스트레스를 관리하는 것이 바람직하다.

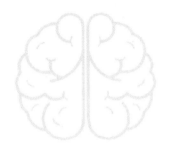

4
광자극과 음주

뇌전증 환자와 광자극

뇌전증 환자에게는 과도한 자극은 어떤 것이든 좋지 않다. 지나친 시각 효과 역시 민감한 뇌전증 환자의 뇌는 스트레스로 인식해 버릴 수 있기 때문이다. 대표적인 것이 바로 이 광자극이다. 지나치게 화려한 영상은 뇌신경에 불안을 야기하고 흥분을 가중시킬 수 있기 때문에 뇌전증 환자의 경우 주의할 필요가 있는 것이다.

최근 3D, 4D 영화가 많이 개봉하면서 이런 위험이 더욱 커지고 있다. 얼마 전 대만에서 영화 '아바타' 3D 버전을 관람한 42세 남성 관객이 사망한 사건이 발생했다. 중화권 보도에 따르면 이 남성은 아바타 3D 버전을 관람하던 중 불편함을 느껴 병원으로 이송되었다.

이후 입원치료를 받았지만 14일 후 끝내 뇌출혈로 사망했다.

3D 영상 기술은 극장가 영화에 멈추지 않고 가정용 3D TV로 보급되기 시작했다. 뇌전증 환자에게는 이렇게 오감을 흥분시키는 자극적인 영상이 절대로 바람직하지 못하다. 다행히 생산업체에서도 3D 영상이 경련을 유발할 수 있다는 경고문을 부착한다고는 하지만 아직도 심히 염려되는 부분이다.

가정 내에 반복적으로 발작을 일으키는 뇌전증 환자가 있는 경우 절대적으로 3D 영상을 보는 것은 피해야 할 것이다. 더불어 뇌가 한창 발달하는 어린아이들이나 심장이 약한 노인의 경우도 역시 자극적인 영상은 위해가 될 수 있다.

특정 뇌전증의 경우 광자극 뇌전증이라고 하여 번개나 번쩍임, 특정 움직임 형태와 같은 시각적인 자극에 반응하여 발작을 일으키는 질환도 있다. 이 경우 뇌전증을 일으키는 데 가장 주범이 되는 것이 텔레비전이다. 각종 영상 장비가 발달하면서 이에 민감한 사람들이 뇌전증 발작을 일으키게 되는 것이다. 일반적으로 좁은 방에서 어두운 상태로 텔레비전을 볼 때 더 잘 발생하기 때문에, 영상을 볼 때 뇌전증 환자의 경우는 오픈된 장소에서 적정 조도를 유지하고 영상을 시청할 필요가 있다.

최근 2012년 런던 올림픽 프로모션 영상으로 인한 사고가 있었다. 영상 중 일부분이 광자극 뇌전증 환자들에게 뇌전증을 유발한다는 비난을 받게 된 것이다. 실제로 그 영상을 본 후에 뇌전증 발작을 일으킨 환자들이 있었으며, 이로 인하여 런던 올림픽 위원회에서는 문제가 되는 부분을 삭제하였다.

　같은 맥락에서 과격한 비디오 게임이나 컴퓨터 오락의 경우도 같은 기전으로 뇌전증을 촉발시킬 수 있다. 광자극을 예방하기 위해 'WWW 컨소시엄'에서는 웹 콘텐츠 접근 가이드라인을 2008년 배포하였는데, 여기에는 1초에 3회 이상 플래시가 깜박여서는 안 된다는 내용이 있다. 미국에서는 연방 기관에서 제공하는 웹페이지가 특별히 관리되는데, 스크린이 깜박이는 진동수가 2~55Hz 사이여야 한다는 규정이 있다. 이미 서양에서는 다양한 방법으로 광자극 뇌전증을 예방하기 위해 노력하고 있는 것이다.

뇌전증 환자와 음주

　알코올이나 마약류도 발작을 일으킬 수 있다. 특히 우리나라 성인 남성 뇌전증 환자의 경우 뇌전증 유발 요인 중에 많은 부분을 차지하는 것이 음주이다. 특히나 숙취에 시달릴 때 뇌는 탈수 상태가 되기 때문에 극심한 피로 상태를 초래하여 뇌전증 발작을 유발할 수 있다. 따라서 뇌전증이 있는 사람들은 음주에 대한 관리도 필요하다. 또한 항경련제를 복용할 경우 약물이 알코올과 교차반응을 할 수도 있기 때문에 약 복용 전 알코올 섭취에 대해 주치의와 반드시 상담해야 한다.

　사실 알코올은 그 자체만으로 뇌의 흥분과 긴장을 완화시킨다. 하지만 알코올의 기운이 빠져나가고 알코올이 우리 몸 안에서 간을 거치면서 소화되면 알데하이드와 같은 자극성 화학 물질로 변화하게 된다. 이런 경우 뇌가 탈수된 상태에서 과자극까지 되는 것이다. 그렇기 때문에 이런 경우 불면, 불안으로 이어지고 흥분이 고도로 높아진다. 따라서 술을 먹은 당일보다는 다음 날에 경련이 유발되는 경우가 많다. 술을 마시면 스트레스가 풀리는 것 같지만 다음 날 불안이 더 증가하면서 스트레스 민감성이 높아지는 것이다.

따라서 뇌전증 환자에게 술은 선택의 여지가 있는 기호 식품이 아닌 유독성 물질이다. 조금씩 먹으면서 스스로 조절한다는 생각보다는 절대로 안 된다는 의식을 가지고 있어야 한다.

마약류의 경우 환자가 복용하고 있는 약과 상호 작용을 할 가능성이 높다. 개개인마다 차이는 있지만 대부분의 경우 뇌의 흥분성 자극을 과하게 초래하여 발작을 일으킬 가능성을 높이며 정신적, 신체적 건강에 커다란 위해까지 초래한다.

5부

뇌전증의
탕약 치료

1

뇌전증의 원인과 탕약 치료의 효용성

한방의 탕약 치료가 어떤 방식을 통해 뇌전증 치료에 효과적으로 작용하는지를 설명하려면 먼저 뇌전증의 원인과 발생기전이 밝혀져야 한다. 그러나 앞서 살펴보았듯이 뇌전증 발작은 다양한 원인에 의해 일어나며, 발생기전은 아직까지 명확히 밝혀져 있지 않은 상황이다. 5부에서는 현재까지 진행된 연구와 논의, 그리고 임상경험을 바탕으로 탕약 치료가 어떤 식으로 뇌전증 발작을 조절하는지 가설을 제안해 보고자 한다.

2010년에 국제뇌전증퇴치연맹(ILAE, International League Against Epilepsy)에서 발표한 논문에 의하면, 기존의 뇌전증 원인에 따른 분류법인 '특발성(Idiopathic)', '증후성(Symptomatic)', '잠인성(Cryp-

togenic)'과 같은 용어 대신에 '유전성(Genetic)', '구조적/대사적
(Structural/metabolic)', '아직 밝혀지지 않은(Unknown)'과 같은 용
어 사용을 제안하고 있다. 이러한 분류법은 탕약 치료의 효과와 작
용 방식에도 어느 정도 부합한 면이 있어, 새로운 분류법에 따라 정
리해 보면 다음과 같다.

1) 유전성 뇌전증과 탕약 치료

유전적 결함의 직접적인 결과로 뇌전증이 발생하며, 유전적 결함
으로 인한 증상 중 뇌전증 발작이 핵심증상인 경우 '유전적 뇌전증'
이라고 말한다. 소아소발작뇌전증(childhood absence epilepsy, 이
하 CAE), 드라베 증후군(Dravet syndrome), 상염색체 우성 야간성
전두엽뇌전증(autosomal dominant nocturnal frontal lobe, 이하 AD-
NFLE) 등이 이에 해당한다.

여기에 포함된 뇌전증 증후군들은 뇌전증 발작이 유전적 결함의
영향을 직접적으로 많이 받는 경우에 해당하는 것으로, 대개는 단일
유전자의 이상이 곧장 뇌전증 발작으로 나타날 가능성이 높은 경우
들이다. 이 유전자들이 관여하는 단백질은 주로 뇌신경의 신호전달
에 핵심적인 역할을 하는 이온통로이거나 신경전달물질 수용체이
다. 따라서 유전적 이상으로 인해 이와 같은 단백질에 이상이 발생
하게 되면 이온통로나 신경전달물질 수용체의 기능이 약화되거나
증가되어서 신경세포의 과흥분성을 초래하게 되고, 이것이 결국은

뇌전증 발작을 일으키게 되는 것이다.

그러면 이렇게 유전자에 결함이 있다면 무조건 뇌전증 발작이 나타날 것인가? 실은 그렇지 않다. 대표적인 난치성 뇌전증 중의 하나인 드라베 증후군을 예로 들면, 이 증후군과 관련 있는 SCN1A 유전자에 돌연변이가 있어도 뇌전증 발작이 나타나지 않는 경우도 있으며, 거꾸로 드라베 증후군 환자들 중에서도 25% 정도는 아예 SCN1A 유전자에 돌연변이가 나타나지 않는다. 이처럼 인체에서 실제로 뇌전증 발작과 같은 현상이 나타나기 위해서는 유전자 이상이외의 다른 요인들이 관여하고 있다는 것을 짐작할 수 있다. 물론 여기에 포함된 뇌전증 증후군들이 다른 뇌전증에 비해 유전적 이상에 더 큰 영향을 받는다는 것은 두말할 필요가 없겠다.

만약에 이들 유전자의 이상이 100%의 확률로 뇌전증 발작을 일으킨다면 어떤 치료가 근본적인 치료법이 될 것인가? 그것은 이상유전자를 정상유전자로 바꿔주는 유전자 치료나 줄기세포를 이용하여 신경세포 자체를 바꿔주는 방법일 것이다. 그러나 이러한 연구는 아직 초보단계에 있어 현실적으로 적용하는 데 어려움이 있다. 그리고 앞서 살펴보았듯이 뇌전증 발작에는 유전자이상 이외의 다른 요인들도 관여하므로 유전자 치료나 줄기세포로 근본 치료가 이루어질지는 의문이다.

그렇다면 현재 이러한 뇌전증에 대한 양한방의 치료와 효과에 대해 알아보도록 하자.

드라베 증후군은 레녹스가스토 증후군과 함께 가장 난치성 경과를 보이는 뇌전증 증후군으로 항경련제 치료에 거의 효과가 나타나지 않으며 심각한 인지저하와 발달장애를 동반한다. 일부 항경련제에서 부분적으로 경련 발작의 빈도와 발작 기간을 줄인다는 보고가 있으나 간부전이나 인지저하와 같은 부작용 때문에 오래 사용하기에는 위험성이 있다. 그리고 일부 환자에게는 케톤 식이요법이 어느 정도 도움을 줄 수 있다는 보고가 있다.

소아소발작뇌전증의 경우에는 한 종류의 항경련제만으로도 대부분 항경련 효과가 난다고 한다. 2~3년간 발작이 없는 경우에는 약물을 줄여 끊을 수 있으나 일부에서는 소발작이 지속되거나 다른 형태의 뇌전증 발작으로 이행하기도 한다는 보고도 있다. 이로 보아 소발작뇌전증에는 항경련제의 효과가 좋은 편으로 보이며, 이는 항경련제가 이온채널에 직접작용하여 이온통로를 차단하면서 발작파를 억제하는 것으로 추정하고 있다.

드라베 증후군에 대한 한방의 임상보고는 거의 없는 실정이며 소아소발작뇌전증에 대해서는 임상증례 정도가 있다. 본원의 치료경험에 의하면 드라베 증후군이나 소아소발작뇌전증의 경우에는 다른 뇌전증에 비해 탕약 치료만으로는 효과가 떨어지는 것으로 보인다. 예를 들어 소아소발작뇌전증이라고 하여도 수면불량이나 변비와 같은 전신적인 신체대사기능에 이상이 나타나는 경우에는 탕약 치료만으로도 수면불량이나 변비가 개선됨과 동시에 소발작도 치료되는 경우가 있다. 그러나 많은 경우의 소발작뇌전증은 수면불량이나 변비와 같은 전신적인 신체대사기능의 이상과는 무관하게 탕약 치료에 대한 반응이 더디게 나타난다.

드라베 증후군은 워낙 난치성 뇌전증이라 항경련제나 탕약 치료 모두 효과가 떨어진다. 그러나 소아소발작뇌전증의 경우에 항경련제는 항경련 효과가 잘 나타나는데, 어째서 탕약 치료는 유독 다른 뇌전증이나 뇌전증 증후군에 비해 소발작뇌전증에서 치료 효과가 떨어지는 것일까? 그 이유는 뒤에서 좀 더 상세히 살펴보겠지만 결론부터 말하자면 탕약 치료는 항경련제와는 다른 방식으로 뇌전증을 치료하기 때문이다. 즉, 항경련제는 이온채널이나 신경전달물질 수용체에 직접 작용하여 발작파를 억제하는 반면에, 탕약 치료는 전신적인 신체대사뿐만 아니라 뇌의 에너지대사를 정상화시키는 방식을 통해 간접적으로 이온채널이나 신경전달물질 수용체가 정상적으로 작동하도록 주변 환경을 개선시켜주는 것이다.

탕약의 이러한 작용방식의 차이로 인해 드라베 증후군이나 소아소발작뇌전증, 그리고 상염색체 우성 야간성 전두엽뇌전증의 경우처럼 단일유전자의 이상으로 인해 이온채널이나 신경전달물질 수용체의 구조적 이상이 뇌전증 발작에 더 직접적인 영향을 미칠 경우에는 탕약 치료의 효과는 감소되는 경향이 있다.

그러면 이처럼 탕약 치료에 반응이 떨어지는 뇌전증의 경우에는 어떤 다른 치료방법이 있는가? 그 방법 중의 하나는 침 치료이다. 뇌전증 치료 방법 중에서 침 치료의 효과에 대해서는 다음에 다시 설명하겠지만 간단히 설명하면 침 치료는 탕약 치료와 달리 체표에 직접적이고 전기적인 펄스를 줌으로써 뇌기능을 정상화시키는 방법이다.

양방에서도 항경련제에 반응하지 못할 경우에 VNS와 같이 전기적인 자극을 주는 치료를 하기도 하는데, 침 치료는 VNS와 달리 침습적인 수술이 필요하지 않으며 또한 효과 면에서도 뇌전증 발작을 치료하는 것뿐만 아니라 뇌발달을 촉진시키는 효능을 동시에 가지고 있다. 이와 같은 침 치료의 효과는 드라베 증후군이나 레녹스가스토 증후군 또는 영아영축과 같이 심각한 발달장애를 동반하는 경우에 더욱 극명하게 드러난다. 레녹스가스토 증후군이나 영아연축에 관해서는 따로 설명해 두었으므로 여기서는 생략한다.

본원에서 드라베 증후군 환자를 치료한 경험이 많지는 않으나 대략 50% 정도의 환자에게 50% 이상의 경련 감소 효과가 나타났으며, 더욱 중요한 것은 침 치료를 진행하면서 인지발달 개선의 효과를 보였다는 것이다. 이러한 침의 효과를 관찰해 보면 뇌전증 발작이 감소하는 효과는 항경련제보다 더 빨리 나타나면서도 항경련제와는 반대로 오히려 뇌발달이 향상된다. 따라서 침 치료는 항경련제뿐만 아니라 탕약 치료와도 다른 기전을 갖는 뇌전증 치료법이라 할 수 있다.

이상의 내용을 종합하면 드라베 증후군이나 소아소발작뇌전증, 그리고 상염색체 우성 야간성 전두엽뇌전증의 경우처럼 단일유전자의 이상으로 인해 이온채널이나 신경전달물질 수용체의 구조적 이상이 뇌전증 발작에 더 직접적인 영향을 미치는 경우에는 탕약 치료뿐만 아니라 침 치료를 병행하는 것이 필요하며, 특히 드라베 증후군처럼 발달장애를 동반하는 경우에는 필수불가결하다고 할 수 있다.

2) 구조적/대사적 뇌전증과 탕약 치료

구조적/대사적 뇌전증은 뇌혈관 장애니 외상, 감염, 기형, 종양, 사립체이상(mitochondrial disorders)과 같은 질환에 의해 이차적으로 발생하는 뇌전증을 포함하고 있다. 결절성 경화증(tuberous sclerosis)이나 피질이형성증(cortical dysplasia)도 유전적 소인이 있으나 이러한 유전적 결함이 뇌전증과 직접적인 연관이 없기 때문에 여기에 포함시킬 수 있다.

여기에 포함된 뇌전증들은 앞서 논의한 유전성 뇌전증을 제외한 특수한 임상 상황에서 발생하는 거의 모든 뇌전증을 포함하고 있어 실제 임상적인 측면에서는 거의 효용성이 없는 분류이다. 즉, 뇌혈관 장애나 외상, 감염, 기형, 종양, 사립체이상 모두 별개의 질환들이라 이들 각각의 질환들에서 뇌전증이 발생하는 기전이나 발생률 그리고 치료방법이나 치료경과 등에 차이가 있으며, 같은 질환(예를 들어, 감염이나 기형) 내에서도 임상증상 정도의 차이에 따라 치료법이나 예후에 차이가 크다.

특히 사립체이상은 에너지대사에 이상이 있는 대사질환으로 사립체 질환 중 MERRF나 MELAS는 사립체 관련 유전자의 돌연변이가 주요 원인으로 오히려 유전성 뇌전증과 더 유사하다고 볼 수도 있다. 사립체이상으로 인한 뇌전증의 발생기전에 대해서는 다음에 더 살펴보기로 하고 여기서는 양한방의 치료법에 대해서만 논의해 보겠다.

현재까지 사립체질환에 대해 양한방 모두 공통된 진료지침이 없으며, 양방에서는 주로 비타민이나 항경련제 그리고 케톤 식이요법으로 발작에 대한 대증 치료를 하고 있는 실정이다. 그러나 사립체질환의 경우에는 항경련제에는 거의 반응을 하지 않으며 항경련제가 오히려 사립체질환을 악화시키기도 한다. 사립체질환을 더 악화시키는 대표적인 항경련제는 발프로익산(상품명: 오르필, 데파킨)이며, 그 외에도 정도의 차이는 있으나 거의 모든 항경련제들은 사립체질환을 더 악화시킬 수 있다고 알려져 있다. 그럼에도 불구하고 사립체질환 환자들에게 항경련제가 지속적으로 오용되고 있는 게 현실이다.

본원에 내원하는 사립체질환 환자의 대부분은 이미 여러 종류의 항경련제와 비타민을 복용하고 있는 상태이며, 그중에는 케톤 식이요법을 하고도 뚜렷한 효과가 없어서 내원하는 경우도 있다. 더욱 심각한 문제는 환자들의 발달 상태로, 거의 움직이지 못하고 가만히 누워 있는 경우가 대부분이었다. 이들 환자 중에는 탕약 치료를 받으면서 발달 상태가 호전되어 현재 정상적인 생활을 하고 있는 아이들도 있으며, 정도의 차이는 있을지라도 기존의 양방 치료에 비하면 믿기지 않을 정도의 치료 효과를 내고 있다.

그렇다면 앞서 언급한 유전성 뇌전증 중 소아소발작뇌전증과는 반대로 사립체질환에서는 항경련제가 오히려 경련을 더 악화시키고 탕약 치료가 믿기지 않을 정도의 효과를 내는 이유는 무엇인가?

그 이유는 앞에서도 언급했듯이 항경련제와 탕약 치료의 작용방식의 차이 때문이다. 항경련제는 이온채널이나 신경전달물질 수용체에 직접 작용하는데, 사립체질환은 이온채널이나 신경전달물질 수용체에 이상이 있는 것이 아니기 때문이다. 사립체질환은 뇌의 에너지생산 감소에 의해 신경세포의 막전위가 불안정해지고, 이것이 발작파를 발생시켜 뇌전증 발작이 일어난다. 이와 같은 경우에는 뇌의 에너지대사를 정상화시키는 방식의 탕약 치료가 특별한 효능을 갖는 것이다.

사립체질환 외에 뇌의 구조적 이상에 의한 뇌전증으로는 뇌혈관장애나 외상, 감염, 기형, 종양으로 인한 뇌전증이 있다. 뇌의 구조적 이상에 의한 뇌전증을 치료하기 위해서는 먼저 두 가지 정도를 고려하여야 한다.

하나는 뇌전증 발작이 구조적 이상이 발생하면서 곧장 또는 조기에 나타났는지, 아니면 어느 정도 시간이 경과한 후에 나타났는지를 알아보아야 한다. 뇌전증 발작이 언제 발생했느냐에 따라 뇌전증 발작의 발생기전에 차이가 있고 치료법에도 차이가 있을 수 있다. 예를 들어, 뇌출혈의 급성기나 외상 후 조기발작이나 뇌염 급성기에 발생하는 뇌전증발작은 급성적 대사변화로 인해 발생하기 때문에 응급처치나 경우에 따라 수술이 필요한 경우도 있을 수 있다.

두 번째는 뇌전증 발작의 원인이 되는 부위가 구조적 이상이 있는 부위와 일치하는가 하는 점이다. 이것을 확인하기 위해서는 뇌파나 MRI뿐만 아니라 다른 뇌영상기법이 필요할 수도 있다. 만약에 검사결과 뇌기형이나 종양이 뇌전증 발작의 직접적 원인이라면 수술적 치료가 먼저 고려될 수도 있기 때문이다.

위의 두 가지 경우가 아니라면 뇌전증 발작에 대한 보다 다각적인 접근이 이루어져야 한다. 본원에 내원하는 뇌전증 환자들 중에서 뇌의 구조적 이상으로 인한 경우는 주로 소아나 영유아의 뇌졸중 후유증으로 인한 뇌전증, 뇌염이나 뇌수막염 후유증으로 인한 뇌전증, 미숙아나 저체중아에서 자주 발생하는 백질연화증, 결절성 경화증 등이 대표적이다. 이 외에도 소두증, 수두증과 같은 구조적 이상이 있는 경우도 있으며, 다운 증후군, 안젤만 증후군, 렛트 증후군, 취약 X 염색체 증후군(fragile X syndrome)과 같은 염색체 이상 환자도 내원하고 있다.

뇌에 구조적 이상과 함께 뇌전증 발작을 일으키는 많은 환자들의 경우 발달장애를 동반하므로 치료 시 경련을 조절하는 것뿐만 아니라 발달을 최대한 끌어올리는 것을 치료의 주요 목표로 삼아야 한다. 따라서 단순히 경련을 억제하기 위한 항경련제의 남용은 재고되어야 한다. 항경련제를 사용하여 얻을 수 있는 득과 실을 충분히 고려해야 하며, 일정기간 항경련제를 사용 후 뇌전증 발작과 발달 상태의 평가를 통해 항경련제가 효과 없거나 안정성에 문제 있다면 사용을 중지하고 다른 치료법을 강구해야 할 것이다.

소아나 영유아의 뇌졸중 후유증으로 인한 뇌전증, 뇌염이나 뇌수막염 후유증으로 인한 뇌전증, 미숙아나 저체중아에게 자주 발생하는 백질연화증, 결절성 경화증의 한방 치료에 대해서는 앞에서 따로 자세한 설명과 치료 사례를 써놓았으므로 참조하길 바란다.

한 번 더 강조하고 싶은 부분은 뇌전증이 뇌의 구조적 이상으로 빌생한 경우라도 급성기가 지난 이후에 발생하는 뇌전증과 발달장애는 탕약 치료와 침구 치료를 필요로 하는 경우가 거의 대부분이라는 점이다. 왜냐하면 만성기의 뇌전증 발작은 급성기의 경우와는 달리 구조적 손상부위의 대사 및 에너지 저하와 그에 따른 신경세포의 손상 그리고 신경망의 재구성 등이 관여하기 때문이다.

3) 아직 밝혀지지 않은 뇌전증과 탕약 치료

아직 원인이 명확히 밝혀지지 않은 뇌전증으로는 영아이주성국소성뇌전증(epilepsy of infancy with migrating focal seizure), 양성영아근간대뇌전증(benign myoclonic epilepsy of infancy), 양성롤란딕뇌전증(benign rolandic epilepsy), 양성후두엽뇌전증(benign occipital epilepsy) 등이 있다.

여기에 포함되어 있는 양성롤란딕뇌전증과 양성후두엽뇌전증은 소아 뇌전증에서 가장 흔한 뇌전증으로 전체 비열성 발작의 25%를 차지한다. 이중에서 특히 양성롤란딕뇌전증은 가장 많이 알려져 있으며 연구도 많이 되어 있으나, 아직까지 구조적으로 이상이 없는 소아의 뇌에서 어떤 이유로 뇌전증발작파가 발생하는지는 명확히 밝혀져 있지 않다.

양성롤란딕뇌전증도 가족력이 보고되어 있는 것으로 보아 유전적 소인이 있음을 추정할 수 있으며, 양성롤란딕뇌전증의 특징적인 뇌전증발작파인 중심측두부발작파는 상염색체 우성 단일유전자에 의해 조절된다는 보고도 있다. 이 유전자 또한 이온채널이나 신경전달물질 수용체와 관련된 것으로 밝혀지고 있다. 그렇다면 왜 롤란딕뇌전증은 유전성 뇌전증에 포함되지 않을까?

많은 연구결과, 롤란딕뇌전증의 경우는 단일유전자의 이상이 경련발작에 결정적 역할을 하지 않는다는 것이 밝혀졌기 때문이다. 즉, 이온채널이나 신경전달물질 수용체와 관련된 유전자의 이상 외에도 다른 유전자와의 상호작용이나 환경인자와의 상호작용이 뇌전증 발작에 더 큰 영향을 미친다는 뜻이다. 아직까지는 다른 유전자나 환경인자와의 상호작용에 대해 명확히 밝혀진 바가 없기 때문에 단순한 유전성 뇌전증으로 보기는 힘들다.

그렇다면 롤란딕뇌전증처럼 유전자뿐만 아니라 환경인자와의 상호작용에 의해 뇌전증 발작이 발생하는 경우 탕약 치료의 경련 억제 효과는 어떨까? 롤란딕뇌전증의 양호한 장기적 예후는 잠시 접어두고, 지속적인 롤란딕뇌전증 환자의 단순한 경련 조절에만 초점을 두고 효과를 평가해 보자면 탕약 치료만으로도 항경련제와 비슷한 경련 억제 효과가 있는 것으로 보인다.

앞서 언급하였듯이 유전성 뇌전증의 경우 항경련제가 탕약 치료보다 경련을 억제하는 효과가 더 크고, 사립체질환에서는 탕약 치료가 더 효과가 있는데, 롤란딕뇌전증의 경우 탕약 치료와 항경련제가 비슷한 효과가 있는 것으로 추정된다는 것이다. 롤란딕뇌전증에서 두 치료가 비슷한 효과를 내는 이유에 대한 우리의 가설은, 롤란딕뇌전증의 경우 항경련제와 탕약 치료가 각각의 방식으로 도움을 줄 수 있는 부분이 모두 존재하는 것이 아닌가 하는 것이다.

롤란딕뇌전증은 이온채널이나 신경전달물질 수용체와 관련 있는 유전자이상 뿐만 아니라 신체와 환경인자와의 상호작용이 뇌전증 발작에 관여하는데, 항경련제는 이온채널이나 신경전달물질 수용체에 직접 작용하여 발작파를 억제하고, 탕약은 신체대사와 뇌의 에너지대사를 정상화시키는 방식을 통해 간접적으로 경련 조절 효과를 발휘하는 것이 아닌가 한다.

일단 탕약 치료의 치료 기전에 대한 가설은 이렇게 정리를 하였다. 그렇다면 이제 관건은 장기적으로 예후가 양호한 롤란딕뇌전증과 같은 양성 소아 뇌전증의 경련 조절을 어떻게 접근할 것인가 하는 것이다. 항경련제를 쓸 것인가? 아니면 탕약 치료를 할 것인가? 경련 조절 효과가 두 방식이 비슷하다면 어떤 선택을 하는 것이 장기적으로 유리할까?

이 문제는 이 책의 서두에 충분히 논의했다. 이미 독자들은 각자의 해답을 가지고 있을 것이다.

4) 분류하기 애매한 뇌전증과 탕약 치료

2010년에 국제뇌전증퇴치연맹(ILAE)에서 발표한 논문에서는 '분류하기 애매한 뇌전증'이라는 용어를 직접적으로 언급하지는 않았으나 '웨스트 증후군(West syndrome)'이나 '오타하라 증후군(Ohtahara syndrome)'과 같은 경우는 유전성 뇌전증인지 구조적 뇌전증인지 명확하게 결정하기가 어렵다고 말하고 있다. 오히려 이러한 이분법적인 분류보다는 뇌전증 발작의 발생기전을 밝히는 것이 이러한 증후군을 이해하는 데 본질적인 접근법이라고 언급하고 있다. 우리도 국제뇌전증퇴치연맹(ILAE)의 이러한 입장에 전적으로 동의하며, 여기에 포함되는 증후군을 따로 살펴보기 위하여 별도의 항목을 만든 것이다. 우리의 임상경험으로는 해마경화증을 동반한 측두엽내측뇌전증의 경우도 여기에 포함되는 것으로 보인다.

오타하라 증후군은 임상적 경험이 없기 때문에 여기서는 웨스트 증후군과 해마경화증을 동반한 측두엽내측뇌전증에 대해서만 살펴보려고 한다.

웨스트 증후군(편의상 영아연축과 동의어로 사용한다)은 본원에 내원하는 전체 뇌전증 증후군 중에서 단일 증후군으로는 가장 많이 치료하고 있는 질환 중 하나이며, 많은 임상경험과 높은 치료 효과 그리고 예후판정의 정확성 측면에서 자신 있는 분야라 할 수 있다. 영아연축에 대한 설명과 치료 사례 등은 앞에서 자세히 설명하였으므로, 여기서는 탕약 치료를 비롯한 침구 치료가 효과를 내는 원리에 대해서만 언급하겠다.

영아연축은 앞서 언급된 다른 증후군과는 달리 하나의 증후군으로 묶어버리기에는 너무나 다양한 원인으로 발생한다. 유전적 변이와도 연관이 있으며, 출생 당시의 저산소증이나 뇌출혈, 중추신경계 감염, 결절성 경화증과 같은 피부신경 증후군, 편평뇌증 같은 중추신경계 발달기형과 같은 구조적인 요인, 그리고 사립체질환 같은 내사성질환에서도 영아연축이 나타난다.

그리고 영아연축의 발생기전에 대해서도 뇌간기능이상설(brainstem dysfunction), 피질-피질하 상호연관설(cortical-subcortical interaction), 시상하부-뇌하수체-부신축 이상설(hypothalamic-pituitary-adrenal axis dysfunction), 면역체계 이상 이론, 발달탈동기설 (developmental desyncronization) 등 여러 가설들이 있다. 그러나 이러한 가설들은 주로 영아연축이 발생하는 대뇌의 부위를 설명하려는 시도로 좀 더 구체적인 발생기전을 설명하는 데는 부족한 점이 있다.

우리는 영아연축뿐만 아니라 여타의 다른 모든 뇌전증 발작이 발생하는 과정에 대사저하(Hypometabolism), 대사과잉(Hypermetabolism), 염증(Inflammation) 그리고 구조적 손상(Structual lesions)이 관여하고 있다고 본다. 여기에 대해서는 나중에 좀 더 자세히 살펴보기로 하겠고, 영아연축의 경우는 이러한 모든 과정이 복합적으로 작용하여 발생하는 것으로 보인다. 앞서 영아연축의 원인이 많기 때문에 그에 따라 발생기전 또한 다양하고 복합적으로 나타난다고 하는 것은 어쩌면 당연한 이치이다.

그렇다면 이처럼 원인과 발생기전이 다양하고 복합적인 영아연축의 치료에 항경련제와 탕약 치료의 효과는 어떨까? 영아연축의 경우는 치료 효과에 대해 평가할 때 경련의 조절뿐만 아니라 발달의 정상화도 고려해야 하므로 두 가지 측면에서 살펴보아야 한다.

먼저 경련 조절의 측면에서 보면(일단은 영아연축이 약물에 잘 반응하지 않는 난치성 뇌전증이라는 점과 항경련제의 내성은 고려하지 않기로 한다) 항경련제나 탕약 모두 각자의 장점이 있다. 만약에 영아연축이 이온채널이나 신경전달물질 수용체의 구조적인 손상이 더 직접적인 원인이라면 항경련제의 경련 억제 효과가 뛰어날 것이고, 일부 사립체질환의 경우를 포함하여 영아연축이 대사저하나 대사과잉 등이 더 직접적인 원인으로 작용한다면 탕약 치료의 효과가 더 뛰어날 것이다.

다음으로 영아연축 환자에게 나타나는 발달지체나 퇴행을 개선시키는 효과는 어떨까? 이 점에서는 탕약 치료가 항경련제보다 압도적인 완승을 거둔다고 할 수 있다. 구체적인 예를 들면 항경련제를 복용할 경우(주로 상품명으로 사브릴을 사용) 경련은 멈추어도 발달지체나 퇴행이 지속되거나 악화되는 경우가 대부분인 반면(영아연축 중 극히 일부에서는 경련뿐만 아니라 발달도 정상화되는 특발성 영아연축도 있음), 탕약 치료를 할 경우에는 설령 경련 조절은 더디다고 하여도 아이의 인지발달이나 신체발달이 먼저 호전되는 양상을 보인다. 이와 같은 차이는 지금껏 누차 반복하여 말하고 있듯이 항경련제와 탕약이 뇌에서 작용하는 방식의 차이 때문이다. 이 문제에 대해서도 다음에 좀 더 살펴보기로 하겠다.

그렇다면 영아연축을 포함하여 신생아 및 영유아에게 발생하는 뇌전증에 탕약 치료라는 기회가 있다면 어떤 치료를 하는 것이 좋을까?

항경련제를 먼저 쓸 것인가?

탕약 치료를 먼저 할 것인가?

아래 질문에 대한 답을 찾는다면 위의 질문의 답은 자연스레 찾을 수 있을 것 같다.

신생아와 영유아가 자라서 소아기와 청소년기 및 성인이 되었을 때 어떤 상태가 이 환자의 삶의 질에 더 중요하겠는가? 간혹 한두 번 있을 수도 있는 경련발작이(물론 대부분의 경련은 자연소실되는 경우가 많지만) 아이의 삶을 더 황폐화시킬 것인가? 아니면 눈맞춤과 같은 기본적인 인지작용도 없이 가만히 누워만 있는 아이의 삶이 더 황폐한가?

다시 한 번 영아연축을 포함하여 신생아 및 영유아 뇌전증으로 걱정하고 있는 부모님들에게 간곡히 말씀드린다. 기존의 양방 치료와는 다른 방식의 효과적인 한방 치료법이 분명히 존재한다. 따라서 항경련제를 시도하기 전에 먼저 한방 치료를 1개월만이라도 시도할 것을 권유한다. 1개월 정도의 치료기간이면 한방 치료의 경과와 예후를 알 수 있다. 이후에 필요하다면 항경련제나 케톤 식이요법이나 경우에 따라 수술요법을 해야 한다는 것이 우리의 치료지침이다.

왜 이와 같은 질환에 한방 치료를 1차 치료법으로 하는 것이 중요할까? 항경련제가 인지저하를 유발하는 것과 상반되게 한방 치료는 뇌발달을 촉진하는 방식이기 때문이며, 또한 발병 후 조기 치료가 향후 예후를 결정하는 데 중요하기 때문이다. 그리고 영아연축 시기를 지나서 이미 레녹스가스토 증후군으로 진단받아 내원하는 소아는 영아연축 환자에 비해 치료에 대한 반응이 떨어지는 것도 쉽게 알 수 있다. 이처럼 뇌발달에 문제가 발생하는 영유아 뇌전증인 경우나 신생아 뇌전증의 경우에는 초기 치료를 어떻게 하느냐에 따라 아이의 인생이 바뀔 수도 있다.

다음으로는 해마경화증을 동반한 측두엽내측뇌전증에 대하여 살펴보겠다.

측두엽뇌전증은 성인뇌전증에서 가장 흔한 뇌전증으로 성인환자의 50~60%가 이에 속하며, 측두엽뇌전증 중에서 50~60%는 해마경화증이 발견된다고 한다. 이 해마경화증은 뇌전증에서 가장 많은 연구가 이루어진 분야이나, 아직도 해마경화증과 측두엽뇌전증과의 관계에 대해서는 밝혀진 바가 적다.

예를 들면, 측두엽뇌전증 환자의 상당수가 어렸을 때 중증의 열성 경련 같은 병력을 갖고 있는 경우가 많으므로, 중증의 열성 경련으로 인해 해마부위에 뇌손상이 나타나고 이것이 후에 측두엽뇌전증을 일으킨다고 생각하는 연구그룹도 있다. 그러나 중증의 열성 경련을 경험한 모든 환자에게 측두엽뇌전증이 나타나는 것도 아니며, 열성 경련의 기왕력 없이도 측두엽뇌전증이 나타나는 경우도 흔하다.

그리고 가족성측두엽뇌전증이 있는 가족을 대상으로 MRI 검사를 한 결과 가족 중 30%는 한 번도 경련발작이 없었는데도 해마위축 등 MRI상 이상이 발견되었다는 연구도 있다. 또 한 연구는 가족성 열성 경련이 있는 가족을 추적 연구한 결과, 유전적 소인이나 발달 이상으로 해마부위에 경미한 구조변화가 먼저 나타날 경우에 열성 경련이 더 잘 생기고, 그중 일부는 측두엽뇌전증으로 신행한다고 보고했다. 이는 해마경화증이 경련발작의 결과로 생기는 것이 아니라 해마의 구조변화로 경련발작이 나타난다는 것을 의미한다.

이처럼 해마경화증을 동반한 측두엽뇌전증의 경우도 단순히 뇌의 해마부위에 구조적 손상이 있어 그것으로 인해 경련발작이 발생하는 것이 아니다. 해마경화증이 생기는 과정과 측두엽뇌전증이 발생하는 과정에 여러 기전들이 관여할 것으로 보이며, 우리는 유전적인 요인과 더불어 대사이상, 염증, 구조적 손상이 복합적으로 작용할 것으로 보고 있다. 이에 관해서는 나중에 좀 더 살펴보기로 하고, 먼저 치료에 대한 얘기를 해보자.

해마경화증이 있는 뇌전증은 약물난치성으로 항경련제만으로는 관해율이 20%를 넘지 않는다고 하며, 해마를 포함하는 측두엽 일부를 수술로 제거할 경우에는 관해율이 70~90%에 이른다.

우리의 치료경험을 보더라도 성인의 측두엽뇌전증에는 탕약 치료를 비롯한 한방 치료는 관해율이 높지 않다. 따라서 탕약 치료에 반응하지 않는 경우에는 수술요법을 고려해 볼 수 있다. 다만, 앞서 언급했듯이 측두엽뇌전증이 해마경화증과 같은 구조적 이상으로만 발생하는 것이 아니기 때문에 세심한 검사와 진찰을 통해 뇌전증 발작에 구조적 요인보다 대사이상 등의 다른 요인이 더 주요하게 관련되는지를 파악해야 한다. 만약에 대사이상이 더 중요한 요인이라면, 해마경화증이 없는 측두엽뇌전증뿐만 아니라 해마경화증이 있는 측두엽뇌전증의 경우에도 탕약 치료만으로 관해에 이르는 경우가 있다. 특히, 12세 이하의 소아가 탕약 치료만으로도 5년 이상 관해에 이른 경우도 흔히 있으므로, 수술요법 이전에 한방 치료가 효과 있는지를 알아보아야 한다.

2
뇌전증의 발생기전과 탕약 치료의 효과

1) '대사저하(Hypometabolism)'와 탕약의 뇌영양요법

뇌의 대사가 저하된 상태인 대사저하(Hypometabolism) 여부는 뇌의 포도당대사를 관찰하는 양전자방출촬영(PET)과 같은 뇌영상 기술을 통해 알 수 있다. 뇌전증 환자에게 PET 검사가 유용하게 쓰이는 대표적인 예로는 수술 치료에 앞서 PET 검사를 통해 뇌전증 병소를 명확히 파악하는 것이다.

뇌전증에서 PET 검사의 초기 연구는 거의 측두엽뇌전증에서 이루어졌는데, 측두엽뇌전증 환자의 약 80~90%에서 대사저하가 관찰되었다. PET 검사는 발작이 없는 시기에(interictal state, 발작 사이기) 시행되기 때문에, 이러한 연구결과는 측두엽뇌전증 환자들이 발작이 없는 시기에 뇌전증 병소 부위에 포도당대사가 떨어진다는 것을 말해 준다. 특히, 해마경화증과 같은 구조적 이상이 없는 측두엽 뇌전증의 60%에서도 대사저하가 나타나는 것으로 보아, 뇌의 구조적 이상이 없는 뇌전증에서도 대사저하가 뇌전증 발생과정에서 중요한 역할을 하는 것으로 보인다.

CT나 MRI에서 뇌의 구조적인 이상이 발견되지 않는 난치성 영아연축 환자에게도 PET 검사상 뇌의 특정부위에 대사저하가 나타나고, 또 이 부위를 제거하는 수술을 시행한 후 발작이 소실되기도 한다. PET와 영아연축과 관련된 연구들에서는 영아연축 환자에게 PET 검사상 다양한 대사저하가 관찰되며, 수술이 가능한 경우는 20% 정도에 불과하다고 보고되고 있다. 이처럼 뇌의 구조적 이상이 없음에도 불구하고 다양한 부분뇌전증에서 PET 검사상 뇌의 대사저하가 보고되고 있다. 그리고 향후 PET 영상기술이 발달함에 따라 더 많은 뇌전증 증후군에서 뇌의 대사저하 등의 기능적 이상이 관찰될 것으로 생각한다. 그렇다면 이처럼 뇌전증 증후군에서 발작 사이기에 대사저하가 나타나는 것이 뇌전증 발작과 어떤 연관이 있으며, 이러한 뇌의 대사저하에 탕약 치료는 어떤 의미가 있을까?

뇌전증 환자의 발작 사이기에 나타나는 대사저하와 관련된 해석은 아직까지는 정립된 것이 없어서, 다양한 논의와 연구가 진행 중이다. 대사저하 부위가 곧 뇌전증 발작병소인지 아니면 뇌전증 발작병소의 주변부인지에 대한 것도 현재는 명확치가 않다. 이런 논의는 수술시 절제를 어디까지 하느냐와도 관련 있다.

그러나 확실한 사실은 그 부위가 뇌전증 발작병소이든 그 주변부이든 간에 뇌전증 발작이 발생하는 부위와 직접적 연관이 있는 네트워크의 일부라는 것이다. 예를 들어 측두엽내측뇌전증을 단순히 해마 부위의 이상으로만 파악할 것이 아니라 해마를 포함한 변연계(limbic system) 전체 네트워크의 기능장애라는 관점에서 보아야 PET상에 나타나는 대사저하 부위의 의미를 제대로 이해힐 수 있다고 본다.

그렇다면 발작 사이기의 대사저하 부위는 발작기(ictal state)에는 어떤 상태로 변하게 될까? 단일광자방출단층촬영술(SPECT)과 이를 이용한 뇌영상기법인 SISCOM(subtraction ictal SPECT coresistered to MRI)을 통해 발작기에는 뇌전증 발작병소에 혈류량이 증가한다고 알려져 있다. 이는 발작 사이기의 뇌전증 발작병소에서 나타나는 대사저하가 뇌전증 발작기의 해당병소에 혈류량을 증가시키는 원인이나 조건이 될 수 있음을 뜻하는 것이다. 따라서 발작 사이기에 나타나는 대사저하를 개선시키는 것은 뇌전증 발생을 근본적으로 차단하는 방법 중의 하나가 될 것이다.

본원의 탕약 치료는 바로 이 발작 사이기에 나타나는 대사저하를 개선시키는 효과가 있는 것으로 보이기 때문에 단순히 경련을 억제하는 항경련제보다 근본적인 치료법에 가깝다고 주장하는 것이다. 현재는 한의원에서 PET를 포함한 의료기기를 사용할 수 없기 때문에, 우리의 가설을 증명하는 데 한계가 있다. 그러나 본원의 많은 임상통계들은 탕약 치료가 뇌전증 환자들의 대사저하를 개선시킴으로써 뇌전증을 치료한다는 증거를 간접적으로 보여주고 있다. 가장 단적인 예가 앞서 언급했던 사립체질환이라 할 수 있다. 사립체 이상은 에너지대사에 이상이 있는 대사질환으로, 뇌의 에너지 생산이 감소함에 따라 발작파가 생기고 뇌전증 발작이 일어나는 것이다. 이와 같은 사립체 질환의 경우 항경련제는 오히려 증상을 악화시키는 반면에 탕약 치료는 극적인 효과를 내는 것이 하나의 근거라 할 수 있다. 이와 같이 뇌 에너지대사의 감소에 의한 경련발작을 조절해 주는 탕약 치료 방식을 본원에서는 '뇌영양요법'이라 부르고 있다. 뇌영양요법으로 사용하는 탕약에는 크게 뇌를 포함한 전신적인 영양 개선을 위한 자양강장의 효능이 있는 약물과 그 약물을 뇌로 집중시키기 위한 약물들로 구성되어 있다.

뇌영양요법은 사립체 이상 이외에도 양성롤란딕뇌전증을 비롯한 많은 양성 뇌전증의 경우에도 효과가 뛰어난 편이다. 따라서 우리는 양성 뇌전증 또한 이상뇌파가 발견되는 뇌 부위에 대사저하가 나타날 것으로 추정하며 향후 연구를 기대하고 있다. 그리고 MRI상 구조적 이상이 없으나 PET상 대사저하가 나타나는 측두엽뇌전증이나 영아연축에도 뇌영양요법 탕약이 효과가 좋다. 그리고 가장 난치성 뇌전증 중 하나인 레녹스가스토 증후군도 뇌영양요법 탕약이 적응하는 경우로, 이에 대해서는 앞에 따로 서술하였으니 참조하길 바란다.

뇌의 대사저하가 구체적으로 어떤 기전을 통해 뇌전증 발작에 관여하는지, 그리고 탕약 치료가 대사저하를 보이는 뇌전증 중에서도 특히 어떤 경우에 더 효과적인지에 대한 논의는 좀 더 전문적인 영역이므로 여기서는 생략하겠다.

2) '대사과잉(Hypermetabolism)'과 '염증(Inflammation)' 그리고 탕약의 항염증 및 진정효과

최근 몇 년간 뇌전증과 염증과의 상관성에 대한 많은 연구가 진행되고 있다. 2011년에 발표된 Vezzani의 논문에 따르면, 여러 실험 결과들을 종합해 보면 뇌전증과 염증의 관계를 다음과 같이 정리할 수 있다고 하였다. 첫째, 뇌전증 발작은 염증을 일으킨다. 둘째, 염증은 경련발작을 일으킨다. 셋째, 염증은 뇌세포를 손상시키고 시냅스 구조를 변형시킨다. 이처럼 염증은 뇌전증 발작의 원인이 되기도 하고 또한 뇌전증 발작의 결과이기도 하며, 경우에 따라서는 뇌에 영구적인 손상을 준다는 것이 동물실험의 결과이다.

뇌전증이 염증을 통해 일어난다는 비교적 명확한 임상적인 증거로는 뇌염, 뇌수막염, 라스무센 뇌염(Rasmussen Encephalitis) 등이 있으며, 최근에는 결절성 경화증, 해마경화증을 동반한 측두엽내측뇌전증, 피질이형성증 그리고 일부 열성 경련도 염증반응과 관련 있는 것으로 보고되고 있다. 또한 뇌혈관 장애나 외상과 같은 구조적 손상에 의한 경련에도 염증반응이 관여한다. 이런 뇌전증들은 발달장애를 동반하는 난치성 뇌전증인 경우가 많다. 즉, 동물실험의 결과와 마찬가지로 인체에서도 염증반응이 지속되면서 뇌세포의 손실과 그에 따르는 시냅스의 재구성이 이루어지는 것으로 보인다.

예를 들어, 해마경화증으로 인한 해마 부위의 조직변화를 살펴보면 크게 신경세포 소실, 이끼 섬유 발아(Mossy fiber sprouting) 그리고 아교세포 증식을 주요 특징으로 한다. 아교세포가 증식되었다는 것은 해마 부위에 염증반응이 있음을 말해 주며, 지속적인 염증반응으로 인한 세포소실과 그에 따르는 보상작용으로 신경섬유의 곁가지가 만들어지면서 신경세포의 과잉흥분이 만들어지는 것으로 보인다.

이처럼 뇌조직의 염증반응에 따른 뇌전증의 치료에 항경련제는 근본적인 치료제가 아닐 뿐더러(항경련제는 항염증 작용이 있는 것이 아니기 때문이다) 경련 억제 효과도 뚜렷하지 않은 것에 반해 본원에서 사용하는 탕약 치료제는 염증을 제어하는 능력이 뛰어난 것으로 보인다. 이러한 뇌전증이 다른 뇌전증들의 치료율에 비해 치료율이 떨어지는 경향이 있으나, 수년 전부터 결절성 경화증이나 뇌염후유증으로 인한 뇌전증 치료에 유효한 처방을 꾸준히 개발해 오면서 양호한 성과를 내고 있다.

대사과잉(Hypermetabolism)은 뇌전증 연구자들이 대사저하에 비해 많이 사용하는 용어는 아니다. 최근 2011년 Butler 연구그룹이 피질이형성증을 갖고 있는 뇌전증 환자의 염증 부위를 찾기 위한 영상검사에서 이 용어를 사용하였다. 발작 중인 환자의 PET검사에서 뇌 일부 부위에서 포도당대사가 증가된 대사과잉 상태가 관찰된 것이다. 앞서 발작기 중에 SPECT에서 혈류가 증가한 것도 대사과잉과 유사한 의미로 받아들여도 무관하다고 본다.

본원은 뇌전증 치료를 시작하여 어느 정도 임상경험이 쌓이면서 뇌전증 발생에 대사저하(Hypometabolism)뿐만 아니라 대사과잉도 관련되어 있다는 것을 알게 되어 대사성 뇌전증이라는 용어를 사용한 뇌전증 분류법을 2010년에 논문을 통해 발표하였다.

대사과잉은 염증과 마찬가지로 경련빌작의 결과로 나타나기도 하고 경련발작의 원인으로 작용하는 것으로 보인다. 그러나 대사과잉과 관련된 뇌전증은 염증 반응과는 달리 뇌세포의 손상을 동반하지 않기 때문에 발달지체와 같은 뇌병증(encephalopathy)이 나타나지 않을 뿐만 아니라 탕약 치료에 아주 반응이 좋다. 아직까지 대사과잉에 관한 PET 연구가 많지 않기 때문에 간질의 몇 %가 대사과잉과 관련이 있는지 정확히 알 수는 없다. 그러나 MRI상 구조적 이상이 없는 측두엽뇌전증의 60% 정도에서 대사저하가 나타난 것으로 보아 나머지 40%에서는 대사과잉이 나타나지 않을까 추정하고 있다(물론 두 가지가 동시에 나타나는 경우도 있다). 아무튼 양성경과를 보이는 거의 모든 뇌전증에는 대사저하 또는 대사과잉이 관여하고 있는 것으로 보이며, 구조적 이상이 있는 뇌전증이나 난치성 뇌전증에서도 대사와 관련된 문제가 관련되어 있을 것으로 보인다.

대사과잉으로 인해 발생하는 대표적인 경련발작으로는 열성 경련이 있다. 2007년에 발표된 열성 경련의 기전에 관한 논문에서 발열로 인해 뇌의 온도가 상승하면 뇌의 대사과잉으로 인한 발작이 일어난다고 보고하고 있다. 이러한 경우에도 대사를 진정시키는 탕약 치료를 예방적으로 시행하면 같은 발열 상황에서도 경련이 억제되는 효과가 있다.

3) '구조적 손상(structual lesions)'과 탕약의 항어혈 효과

구조적 손상(structual lesions, 뇌병터)이란 뇌출혈 등의 뇌혈관질환이나 머리외상으로 인해 혈액성분들이 뇌조직에 남게 되면서 생긴 흉터로서, 뇌전증 발작의 기전에 중요한 역할을 하는 것으로 보인다.

뇌전증의 구조적 원인 중에서 가장 많은 부분을 차지하는 것은 머리외상과 뇌졸중과 같은 뇌혈관질환이다. 머리외상으로 인한 뇌전증 환자는 뇌의 기질적 손상이 있는 뇌전증 환자의 20% 이상을 차지하며, 전체 뇌전증 환자의 5%를 차지한다. 그리고 뇌졸중 후에 발생하는 뇌전증은 성인에서 발생하는 뇌전증의 약 10%로, 특히 노인뇌전증의 약 3분의 1을 차지한다. 영유아나 소아의 뇌졸중 발생률은 성인에 비해 낮은 편이지만 뇌졸중 후 뇌전증 발생률은 50% 이상으로 성인에 비해 5배 이상 높다고 보고되고 있다.

뇌졸중이나 머리외상이 발생한 후 급성기를 지난 후에 발생하는 만기뇌전증 발작은 급성적인 대사변화보다는 뇌병터가 뇌전증 발생 요인으로 밝혀졌다. 예를 들어, 머리외상의 경우에는 출혈로 인한 혈종, 또는 헤모지데린(hemosiderin)과 같은 철침전물이 뇌조직에 침착하면서 대뇌피질을 자극한다는 것이다. 그리고 뇌졸중 후에 발생한 성인뇌전증 환자들을 고해상도 MRI로 검사하면 25~39%에서 뇌졸중의 병터가 나타나며 소아환자의 3분의 2에서 대뇌피질에 뇌병터가 발견된다. 또한 영상검사에서 뇌병터가 나타나는 경우에 뇌파에서 뇌전증파가 나타나는 비율이 높게 나타나는 것으로 보고된다. 따라서 뇌졸중이나 머리외상으로 인해 발생한 뇌전증은 뇌조직에 퍼져 있는 혈액이나 그 부산물을 세거하는 것이 치료의 핵심이라고 할 수 있겠다.

한방에서는 오래전부터 뇌졸중이나 타박으로 인한 머리외상에 의해 발생하는 혈액이나 부산물을 '어혈'이라고 불렀으며, 이러한 어혈을 제거하는 탕약 치료법이 발달되어 왔다. 따라서 본원에서는 이와 같은 뇌병터로 인한 뇌전증 발작의 경우에 수술적 요법을 해야 할 상황이 아니라면 항어혈 작용이 있는 탕약 치료법을 위주로 사용하고 있다. 이와 관련해서는 2006년도에 일본 의사들이 항어혈 작용이 있는 탕약을 사용하여 약물난치성 뇌전증을 치료한 임상례를 발표한 연구논문이 있다.

4) 복합적인 원인과 발생기전을 갖는 뇌전증의 탕약 치료

앞서 우리는 뇌전증의 원인과 기전에 대한 최신 양한방 연구결과를 토대로 탕약 치료가 뇌전증의 원인과 발생기전에 어떻게 작용하는지 우리의 가설에 대해 설명했다.

그러나 실제 임상에서는 문제가 이렇게 간단하지는 않다. 왜냐하면 뇌전증은 하나의 원인과 하나의 병태생리를 갖는 단일한 질병이 아니라 다양한 원인과 발생기전에 의해 생기는 일종의 증상이기 때문이다. 그나마 유사한 임상증상과 뇌파소견 그리고 약물에 대한 반응이나 예후에 따라 공통의 유사한 성질을 갖는 뇌전증을 모아 하나의 증후군으로 묶어놓은 경우는 사정이 좀 나은 편이다. 한 연구에 의하면 새로운 환자가 병원에 뇌전증으로 내원했을 때 하나의 증후군으로 진단내릴 수 있는 경우는 35% 정도라고 발표한 바 있다. 다시 말하면, 뇌전증으로 내원한 환자의 65%는 어떤 증후군에 속하는지를 알 수 없다. 더욱 문제가 되는 것은 이 65%의 환자의 대부분은 뇌전증의 원인과 기전 그리고 향후 병이 어떻게 진행될지 알수가 없으므로, 양방에서는 일단 경련 억제제인 항경련제를 투여하게 된다는 사실이다.

같은 뇌전증 증후군 내에서도 실제로 원인과 발생기전에 있어 다양한 스펙트럼을 갖는 경우도 많다. 예를 들어, 양성롤란딕뇌전증이나 소아소발작뇌전증, 청소년근간대뇌전증, 해마경화증을 동반한 측두엽내측뇌전증의 경우는 단일한 하나의 질병으로 부를 수 있을 정도로 증후군 내의 이질성이 덜한 편이다(이질성이 없다는 것은 아니다. 양성롤란딕뇌전증의 경우를 예로 들면, 거의 대부분은 뇌전증 발생과정에 대사이상이 관여하기 때문에 탕약 치료에 반응을 잘하나 일부에서는 유전적 이상이나 구조적 이상이 더 직접적인 요인으로 작용할 때는 탕약 치료보다는 항경련제에 빨리 반응하는 경우도 있다. 물론 반대의 경우도 존재한다). 그러나 영아연축과 같은 경우는 하나의 증후군이라 부르기에는 무리가 있을 정도로 같은 영아연축 내에서도 너무나 이질적인 병태가 존재하는 것으로 보인다.

영아연축은 유전적 변이와도 연관이 있으며, 출생시기의 저산소증이나 뇌출혈, 중추신경계 감염, 결절성 경화증과 같은 피부신경 증후군, 편평뇌증과 같은 중추신경계 발달기형과 같은 구조적인 요인 그리고 사립체질환과 같은 대사성 질환에서도 나타난다. 발생기전에는 대사저하(Hypometabolism), 대사과잉(Hypermetabolism), 염증(Inflammation) 그리고 구조적 손상(Structural lesions)이 모두 관여할 수 있다.

우리가 지금까지 뇌전증 환자를 치료하면서 관찰한 바로는 영아연축뿐만 아니라 다른 모든 뇌전증 증후군 그리고 특정 증후군으로 진단이 내려지지 않는 여타의 모든 뇌전증 발작이 발생하는 과정에는 정도의 차이는 있을지라도 대사저하, 대사과잉, 염증, 구조적 손상이 모두 관여되어 있는 것으로 보인다. 그리고 또 하나 중요한 것은 같은 증후군이라 하여도 각각의 개별 환자에게 뇌전증 발작이 발생할 때에는 이러한 모든 과정이 복합적으로 작용하여 발생하는 것으로 보인다는 점이다. 특히, 영아연축 이외에도 레녹스가스토 증후군, 결절성 경화증, 피질이형성증과 같은 경우는 적어도 두 가지이상의 발생기전이 복합적으로 작용하여 뇌전증 발작이 나타나는 것으로 보인다.

이처럼 두 가지 이상의 발생기전이 복합적으로 작용하는 경우에 탕약 치료는 어떤 것을 목표로 처방되는 걸까?

우리는 먼저 각각의 환자마다 병명과 검사결과 그리고 한방적인 진찰법을 통하여 여러 원인과 발생기전 중에서 현 단계에서 가장 핵심적인 요인과 부차적인 요인들을 찾아낸다. 그리고 가장 핵심적인 요인을 해결할 수 있는 탕약만을 사용하거나, 경우에 따라서는 여러 요인들을 동시에 처리할 수 있도록 탕약을 처방하기도 한다.

5) '호흡(Respiration)'과 탕약의 호흡개선 및 항산화 효과

호흡(Respiration)은 앞서 살펴본 대사저하, 대사과잉, 염증 그리고 구조적 손상에 비해 핵심적인 문제는 아니지만 뇌전증을 악화시키는 요인으로 작용한다. 수면무호흡과 유해활성산소 두 가지 측면에서 호흡과 뇌전증 발작의 관련성을 살펴보자.

수면무호흡과 탕약의 호흡개선 효과

아직까지 수면무호흡증과 뇌전증의 명확한 인과관계는 밝혀지지 않았으나, 뇌전증에 있어 수면무호흡증은 10여 년 전부터 주목을 받기 시작한 이후로 최근까지 연구들이 발표되고 있으나 아직까지는 다른 분야에 비해 연구가 적은 편이다. 하지만 지금까지 나온 연구들을 보면 수면무호흡증과 뇌전증 발작은 발생과 치료에 있어 상호관련성이 분명히 존재하는 것으로 보인다.

2012년에 발표된 연구에 의하면 뇌전증 환자군에서 수면무호흡증이 나타나는 경우가 일반 정상인에 비해 3~4배 정도 높았으며, 특히 소아나 성인할 것 없이 약물난치성의 뇌전증으로 항경련제 복용량이 많을수록 수면무호흡증이 많이 나타났다. 그리고 다른 연구에서는 뇌전증 환자의 수면무호흡증을 치료했을 때 경련의 빈도가 줄어드는 것으로 보고되었다. 이를 통해 수면무호흡증은 저산소증이나 수면불량을 일으키고, 이것이 다시 신경세포를 흥분시켜 경련 발작을 유발시킬 수 있음을 유추할 수 있다.

즉, 뇌전증 환자가 수면무호흡증을 갖고 있다면 뇌의 적절한 산소공급과 수면안정을 위해 수면무호흡증을 관리해 주는 것이 반드시 필요하다고 볼 수 있다. 본원에서는 뇌전증 치료를 시작한 초창기부터 임상경험을 통해 안정적인 수면이 뇌전증 치료에 중요하다는 것을 알게 되었고, 논문 등을 통해서도 안정적 수면의 중요성을 지속적으로 역설해 왔다. 실제 임상에서는 수면무호흡증이나 코골이 구강호흡을 하는 뇌전증 환자에게 탕약 치료뿐만 아니라 수면개선을 위해 보조 치료기구를 이용해 치료를 시행하고 있고, 수면과 뇌전증이 함께 개선되는 것을 경험하게 된다.

반면에 항뇌전증 약은 수면무호흡증의 치료에 오히려 역효과를 내는 경우가 흔하다고 알려져 있어 주의가 필요하다. 대한간질학회에서 출판한 『임상간질학』(2009) 교과서에 의하면 항경련제는 "뇌의 호흡중추를 억제할 수 있고, 각성의 문턱을 낮추거나 체중을 증가시켜 폐쇄수면 무호흡증을 악화시킬 수 있다"고 지적하고 있다. 이처럼 항경련제는 호흡을 불안정하게 만들고 수면불량을 일으키므로 이로 인해 항경련제의 경련 억제 효과가 떨어지거나 오히려 경련이 악화되는 경우도 있다. 따라서 항경련제를 복용 중일 때에는 호흡이 불안정해지는지, 수면 중 자주 깨는지 또는 체중이 증가되는지에 대한 세심한 관찰을 하여야 한다. 그리고 약물난치성 뇌전증에 사용하는 VNS 요법도 수면무호흡증을 악화시킨다는 보고가 있으므로 주의가 필요하다.

유해활성산소와 탕약의 항산화 효과

인체에서 발생하는 유해활성산소는 세포독성을 갖고 있는데, 최근에는 뇌에서 발생한 유해활성산소가 뇌신경세포에 악영향을 미쳐 뇌전증 발작을 일으킬 수 있다는 사실이 밝혀졌다. 유해활성산소가 인체에 축적되는 과정은 크게 두 가지 정도로 나누어볼 수 있다.

첫 번째는 세포에 산소공급이 적절하게 유지되지 않거나, 아니면 염증 등의 반응으로 적절한 산소공급에도 불구하고 조직의 산소 소비가 비정상적으로 증가되었을 때 유해활성산소가 다량 발생하게 된다. 특히 많은 에너지를 사용하는 뇌의 정상 발달과 기능을 유지하기 위해서는 충분한 산소공급은 필수적이다. 따라서 수면무호흡증이나 코골이 등을 관리하여 호흡을 잘 유지시킴으로써 뇌의 산소공급이 원활히 되도록 해야 하며, 대사과잉이나 염증 반응이 있는 경우에는 대사조절과 항염증 작용이 있는 약물을 복용한다.

두 번째로는 유해활성산소를 무해한 물질로 만들어주는 인체 내 항산화제들의 작용이 떨어진 경우가 있을 수 있다. 우리 인체 내에는 항산화작용을 하는 많은 물질들이 유해활성산소를 무해한 물질로 바꿔주기 때문에 유해활성산소가 세포나 조직을 손상시키는 것을 막아준다. 이 항산화제들이 정상적으로 작동하기 위해서는 정상적인 에너지대사가 필수적이다. 만약에 뇌의 특정 부위에서 대사저하가 나타나게 되면 항산화제가 정상적인 기능을 못하게 되고, 제거되지 못한 유해활성산소는 결국에는 뇌신경세포에 악영향을 미쳐 경련발작을 일으키게 된다.

이처럼 뇌신경세포에 유해활성산소가 축적되는 과정에는 앞서 뇌전증이 발생하는 기전인 대사저하, 대사과잉, 염증, 구조적 손상(뇌병터) 등이 밀접하게 연관되어 있다. 앞서 살펴보았듯이 탕약은 이런 기전들에 영향을 미치는 것으로 추정되고, 따라서 유해활성산소를 조절하는 기능 또한 기대할 수 있다.

에너지대사에 문제가 있는 사립체질환에서 발생하는 뇌전증의 경우 양방에서는 비타민 C나 E, 코엔자임 큐(coenzyme Q), 리보플라빈(riboflavin)이나 조효소를 사용하여 부분적으로 효과를 내고 있는데, 이는 이 물질들의 항산화작용에 의한 것으로 보인다. 사립체는 세포 안에 존재하는데, 혈액을 통해 운반된 포도당과 산소를 이용하여 에너지를 만들어내는 곳이다. 따라서 사립체에 이상이 있으면 유해활성산소가 많이 발생하게 되고, 이런 이유로 사립체질환으로 인한 뇌전증에 비타민 C나 E와 같은 항산화제들이 일정부분 효과가 있는 것으로 보인다. 그리고 한 연구논문에서는 일부 항경련제는 항산화작용을 저해하는 기능이 있기 때문에 항경련제를 복용한 후 오히려 경련이 증가하거나 다른 부작용이 나타나는 경우가 있다고 말하고 있다. 이런 이유 때문에 에너지대사와 관련 있는 사립체질환에서 항경련제가 더 극명하게 역효과를 내는 것으로 보이므로, 사립체 질환에 항경련제를 사용하는 경우에는 주의해서 경과를 지켜보아야 할 것이다.

탕약의 항산화 효과는 크게 두 가지 측면에서 살펴볼 수 있다. 첫째, 탕약 치료가 대사저하나 대사과잉, 염증, 호흡을 정상화시키는 방식을 통해 뇌조직에 유해활성산소가 축적되는 것을 막아주는 역할을 할 것으로 보인다. 이 부분에 대해서는 향후 본원에서 많은 연구가 필요할 것이다. 두 번째는 탕약에 처방되는 약재 중에 천연의 비타민이나 조효소 그리고 미네랄을 포함하는 것들이 있는데, 그 약재 자체만으로도 항산화 효과를 나타내는 것으로 보인다. 이에 대해서는 이미 많은 실험적 증거들이 있을 뿐만 아니라 전 세계적으로도 수많은 천연물들의 항산화 효과에 대해 연구되고 있다.

6부

뇌전증의
침 치료

1

뇌전증의 침 치료 효과와 관련된
논문들과 논란

　중추신경계질환의 한방 치료에서 침 치료는 전통적으로 탕약 치료
와 더불어 필수적인 치료법으로 다루어져 왔다. 예를 들어 중풍이라
불렸던 질환은 현대의학적으로는 뇌경색이나 뇌출혈에 해당하는 중
추신경계 질환으로, 침 치료를 통하여 탈락된 기능이 빠르게 복구될
수 있다. 중추신경계 질환에 있어 침 치료의 효능은 동서양을 막론
하고 인정된다.

　병의 원인이나 경과는 다르지만 뇌전증 역시 중추신경계의 이상으
로 발생하는 질환이다. 한방의 전통적인 뇌전증 치료법은 내복약을
위주로 발달되어 왔고, 침 치료는 보조요법으로 사용되어 왔다. 그
러나 치료에 따르는 위험성 대비 효과를 고려하면 침 치료는 탕약
치료에 비해 뒤떨어지지 않는 우수한 치료법이다.

침 치료는 부작용이 거의 없고 치료비용도 매우 저렴하여 장기시술에 따른 부담 없이 효과를 낼 수 있기에 현대적으로는 탕약 치료와 더불어 중요성이 높게 평가된다. 본원에서는 소아의 뇌전증 치료나 성인의 난치성 뇌전증 치료에 탕약 치료와 침 치료의 병행 치료를 통해 적지 않은 성과를 보여왔다. 이제 뇌전증 치료에서 침 치료가 지니는 의의에 대하여 보다 구체적으로 살펴보자.

뇌전증의 침 치료 효과에 대해서는 중국을 중심으로 많은 연구들이 이루어지고 있다. 하지만 중국의 자료는 연구결과의 편차가 크고 너무 다양해서 침 치료의 실질적인 효과를 검토하기에 적절한 자료가 되지 못한다.

반면 일본 자료 중 뇌전증의 침 치료와 관련해서는 침구사인 '대전문지'가 『침구보감』이라는 저서에서 언급한 내용과 증례보고 자료를 참고할 만하다.

"항경련제만으로 경련이 낫지 않는 뇌전증에 침구 치료를 병행하면 좋은 치료 결과를 얻게 된다. 전체가 완치된다고 할 수는 없지만 나는 비교적 많은 수의 완치된 사례를 가지고 있다."

대전문지는 이와 같이 말하고 3건의 약물난치성 소아 뇌전증 사례와 2건의 성인뇌전증 완치 사례를 보고했다. 대전문지의 치료 사례는 침 치료만을 시행한 것으로 한방 치료 분야에서는 임상가치가 높다.

반면 뇌전증의 침 치료 효과를 이중맹검(Randomized Clinical Tria, 실험자와 피실험자 모두 피실험자가 어느 군에 속해 있는지 모르게 실험하는 것)으로 실시한 사례가 있다. 2000년 노르웨이 국립뇌전증센터에서는 18세 이상의 성인뇌전증 환자 중에서 2년 이상 뇌전증이 지속되면서 항경련제 조절이 안 되는 약물난치성 뇌전증 환자 34명을 대상으로 침 치료의 효과를 검증하였다. 각 17명씩 시험군은 정상적인 혈자리 3곳과 임의 혈자리 2곳을 침 시술하였고, 대조군은 혈자리가 아닌 곳 3곳을 침 시술하였다. 두 그룹 모두 8주간 20회차 치료를 시행하여 삶의 질의 변화를 비교하였는데, 시험군과 대조군 사이에 의미 있는 결과의 차이를 발견하지 못하였다.

그러나 노르웨이의 이중맹검은 큰 문제를 가진 임상시험 설계이다. 무엇보다 먼저 지적할 것은 성인뇌전증 중 항경련제가 적응하지 않는 약물난치성 뇌전증은 침 치료의 적응력이 떨어진다. 일본의 대 전문지도 성인뇌전증은 침 치료 반응이 매우 떨어지는 것으로 보고하고 있으며, 이는 본원의 치료통계와도 부합하는 결과이다. 성인뇌전증 중 약물난치성 뇌전증의 경과를 보이는 경우의 태반은 기질적인 퇴행과 손상으로 인한 것으로, 침 치료의 반응이 없거나 매우 떨어진다.

노르웨이 임상시험의 두 번째 맹점은 치료 방법과 치료횟수의 설계에 있다. 뇌전증의 침 치료는 뇌 전반에 이완성 자극을 주는 것이 중요하기 때문에 한두 개의 요혈을 치료하는 것보다는 전신적인 혈자리 조정을 하는 것이 유리하다. 대전문지의 경우 20개 전후의 혈자리를 사용하였으며, 본원의 경우는 100~150개의 혈자리 자극을 원칙으로 하고 있다.

또한 자극 횟수도 매우 중대한 영향을 미친다. 본원의 치료 통계에 의하면 침 치료 효과가 30시간 이상 지속되지 못하는 것으로 나타난다. 그러므로 매일 시술하거나 최소한 2일 1회의 시술을 반복할 때 침 치료 효과를 평가할 수 있다. 대전문지의 침 치료에 대한 임상증례 역시 매일 침 자극을 주는 것을 원칙으로 하였고, 치료결과도 본원과 거의 일치한다.

반면 1986년 미국 필라델피아 수의과 대학에서 진행된 동물실험은 역으로 흥미로운 결과를 보고하였다. 항경련제를 사용해도 경련이 조절되지 않는 약물난치성 뇌전증의 경과를 보이는 5마리의 개를 대상으로 침 시술을 진행하였다. 침술은 금침을 두피의 독맥, 담경, 방광경에 심는 식으로 시술하였다.

치료를 시작하면서 다섯 마리 모두가 발작(seizure)의 패턴에 변화를 보였다. 두 마리는 항경련제를 동일하게 유지하였는데 침 치료를 시작하면서 발작의 빈도가 줄었고, 치료를 마치고 5개월쯤 지나자 이전처럼 발작이 증가하였다. 나머지 세 마리는 발작의 빈도가 줄어서 항경련제를 줄였는데도 발작이 더 늘지 않은 채 유지되었다.

이 실험은 비록 동물실험이지만 노르웨이와 다른 결과가 나타난 주요 이유 중 하나는 매립침을 사용했다는 점이다. 즉, 금침을 두피에 매립하는 방법을 사용하였기에 매립된 침은 지속적인 자극을 유지하여 매일같이 침 치료를 하는 대체효과를 낸 것이다.

침 치료가 뇌전증에서 만능적인 효과를 내는 것은 아니다. 나중에 기술하겠지만 뇌전증 중에서 침 효과를 내는 질환군이 있으며 적절한 자극방법을 유지해야 효과를 볼 수 있다. 이를 반영하지 않은 이중맹검은 침 치료의 효과를 부정하기에는 너무 부족한 논거가 된다.

2
뇌전증의 다양한 침 치료 효과

본원에서는 수년간 뇌전증 환자에게 침 시술을 시행해 오면서, 침 시술이 뚜렷한 효과가 있음을 확신하고 있다. 물론 이를 통계적으로 입증해내고 재현성 있는 치료법을 보급하는 것은 본원의 의무이다. 그러나 이 과정은 상당한 노력과 시간이 요구되는 과정이기에 후일을 기약하고, 이 자리에서는 효과에 대하여 대략적인 개괄만을 해보겠다.

1) 경련 감소

뇌전증의 침 치료 효과에 대한 '코크란 리뷰(Cochrane review)' 논문(2009년 발표)에서 11개의 임상논문을 분석하였다. 그중에서 10편은 중국에서 발표된 것이고, 1편은 앞서 언급한 노르웨이에서 발표된 것이다. 노르웨이에서 발표된 논문의 문제점에 대해서는 언급했으므로, 여기서는 중국에서 발표된 임상논문을 간략히 살펴보겠다.

10편의 논문 내용을 종합하면 침 치료로 뇌전증 발작이 50% 이상 감소하는 효과가 75~98%까지 나타난다고 한다. 이 결과는 노르웨이에서 발표된 논문결과와는 극단적인 차이를 보여준다. 물론 중국 논문의 침 시술방식이 노르웨이에서 시행된 방식과 달리, 혈자리 수도 많고 매일 시술하였으며 또 매립침을 사용한 경우도 있어 침 치료 효과가 더 유효하게 나올 수는 있다. 그러나 뇌전증에서 침 치료의 유효율이 75~98%까지 나타난다는 것은 본원에서 실제 임상을 통해 얻은 경험치와는 너무 동떨어진 결과로, 이러한 결과 또한 임상시험 방법에 문제점이 있기 때문으로 보인다.

이중맹검이 아닌 점, 대조군과 시험군 간의 동일성에 대한 평가가 없는 점, 추적기간이 짧은 점 등은 말할 것도 없고, 무엇보다도 효과 판정 시 시술 전의 뇌전증 발작 빈도에 대한 자료나 고려가 없었다는 점 때문에 높은 수치의 유효율이 나타난 것으로 보인다. 예를 들어, 평소에 뇌전증 발작이 6개월에 1회 정도 발생하는데 추적조사를 3개월로 한다면 당연히 이 기간에는 발작이 일어나지 않으므로 유효판정을 내리게 될 것이다. 이런 이유 때문에 시험군의 유효율이 97%, 대조군의 유효율이 90%로 나타나는 논문도 있다.

코크란 리뷰 논문의 저자들도 노르웨이 임상시험의 경우는 임상시험자 수가 너무 적고 성인환자에만 한정했다는 점을 지적하고 있으며, 중국 논문들은 임상시험 방법론이 허술하여 뇌전증에 침 치료가 효과 있다는 것을 보여주지 못했다고 평가하고 있다. 그리고 뇌전증은 병의 원인이나 심한 정도의 차이가 크기 때문에 어떤 형태의 뇌전증 환자군에게 침 치료의 효과가 나타나는지에 대한 연구가 필요하다고 언급하고 있다.

본원의 임상경험을 정리해 보면 침 치료로 경련 감소 효과를 내기 위해서는 혈자리의 수와 자극의 빈도가 중요하며 또한 성인보다는 소아청소년뇌전증에서 침 치료의 효과가 더 뚜렷하다. 뇌전증 환자의 나이가 어릴수록 침 치료 효과가 좋다는 것을 가장 극명하게 보여주는 경우가 주로 1세 이하의 영유아에게 발생하는 영아연축 환자를 대상으로 침 치료를 할 때이다.

영아연축 환자에게 침 치료를 한 지 수 시간 후부터 연축의 강도와 빈도가 감소하는 것을 흔하게 관찰한다. 이처럼 경련 감소 효과가 빠른 시간 내에 나타나는 것은 침 치료가 탕약 치료와는 다른 방식으로 작용한다는 간접증거이기도 하다. 한 동물실험에 따르면 침 치료 후 1시간에서 1시간 30분 사이에 침 치료 효과가 나타난다고 한다.

뇌전증 발작의 종류에 따른 침 치료 효과를 보면 부분발작의 경우보다는 전신발작이나 복합부분발작의 경우에 더 효과적인 경향을 보인다. 그리고 부분발작 중에서도 입면곤란이나 천면과 같은 수면 불량, 야체증이나 짜증 등을 동반하는 경우가 침 치료에 더 효과적으로 반응한다.

이처럼 뇌전증 환자의 경우 침 치료를 통한 경련 감소 효과를 얻기 위해서는 침자극의 방법과 빈도, 환자의 연령과 발작의 형태에 대한 것을 고려하여 침 치료의 적응이 높은 경우인지를 판단한 후에 시술해야 할 것이다.

2) 발달장애의 개선 (인지, 사회성, 언어, 운동영역)

침 치료를 통하여 얻을 수 있는 두 번째 효과는 뇌전증 발작과 함께 동반되어 나타날 수 있는 발달장애를 개선한다는 것이다. 영아연축이나 레녹스가스토 증후군, 드라베 증후군과 같은 뇌전증성 뇌병증뿐만 아니라 뇌염이나 뇌수막염 후유증으로 나타나는 뇌전증 발작과 발달이상 그리고 결절성 경화증이나 피질이형성증과 같은 선천성 발달이상, 조산이나 출산 시 저산소증이나 출혈로 인한 백질연화증과 같은 것이 대표적인 예이다. 본원에서는 이런 질환을 가진 신생아나 영유아 그리고 소아기 환자들에게 침 치료를 하면서 인지, 사회성, 언어 그리고 운동영역에서 발달이 개선되는 성과를 내고 있다.

현재까지 중국에서조차 영아연축 환자들에 대한 경련 감소와 발달장애 개선에 대한 침 치료 효과는 보고되지 않은 실정이므로, 부족하나마 본원의 경험 위주로 살펴보려고 한다. 영아연축을 예로 들어 살펴보자.

영아연축은 경련발작과 함께 발달이 지체되거나 퇴행이 발생하기 때문에 환아는 눈맞춤이나 목가누기 그리고 뒤집기 등의 정상 발달이 이루어지지 않을 뿐만 아니라, 거의 대부분의 환자에게 영구적인 인지장애를 남기는 재앙에 가까운 뇌전증 증후군으로 알려져 있다. 2010년에 본원에서 진료받은 영아연축 환자 16명 중에서 9명(56%)이 한방 치료로 1개월에서 5개월 내에 경련의 완전 소실과 함께 발달의 정상화가 이루어졌다. 특히 발병한 지 3개월 이내에 한방 치료를 받은 경우는 70~80% 정도의 환자가 경련이 완전 소실됨과 동시에 발달이 정상화된 것으로 보아, 나이가 어릴수록 그리고 조기에 치료할수록 경과가 양호하였음을 알 수 있다.

본원에서 치료한 영아연축 환자는 모두 항경련제를 복용 중임에도 지속적인 경련과 발달지체/퇴행이 된 상태로 내원하였다. 영아연축 환자들에게는 침 치료뿐만 아니라 탕약 치료를 병행하였기 때문에 전체적인 치료결과는 침 치료만의 효과라고 볼 수는 없다. 그러나 침 치료로 반응이 있는 경우는 효과가 빨라서 탕약을 복용하기 전부터 발작이 감소될 뿐만 아니라 발달이 개선되기 시작한다. 본원의 침 치료 임상경험상 눈맞춤의 증가, 웃음 증가, 옹알이 증가 그리고 목가누기 순으로 호전되는 것이 일반적이다. 이런 발달지표들은 각각 인지, 사회성, 언어, 운동영역 발달에서 중요한 출발점이므로, 영아연축환자가 침 치료를 통하여 이런 발달지표들이 호전된다는 것은 상당한 의미가 있는 것이라 할 수 있다.

그리고 본원의 임상경험으로는 침 치료를 통해 여러 가지 발달지표들이 개선되는 정도가 예후를 알려주는 예측인자로도 사용될 가능성도 있다. 침 치료를 통한 발달개선이 경련발작의 소실보다 선행하는 경향이 있는데, 발달지표들의 호전 정도가 빠를수록 발작소실도 빨리 이루어지는 경우가 많다. 따라서 본원에서는 영아연축 환자의 경우에는 항경련제 치료를 받기 전에 먼저 한방 치료를 최소한 1개월이라도 받아보기를 보호자들에게 권고하는 것이다. 1개월간의 침구 치료와 탕약 치료로 향후 예후를 어느 정도 알 수 있기 때문에, 경과를 보고 이후에 필요에 따라 항경련제를 비롯한 나른 치료 방법을 강구하는 것이 영아연축 환자의 장기적인 인지발달에 도움이 될 것이라 생각하기 때문이다.

물론 침 치료로 모든 영아연축 환자들의 경련발작이 감소되고 발달이 정상화되는 것은 아니며, 향후에 좀 더 객관적인 발달 평가방식을 통한 장기적 추적조사가 필요한 것도 사실이다. 침 치료의 한계점에 대해서는 뒤에서 좀 더 살펴보기로 하겠다.

3) 수면불량 개선

본원에서는 뇌전증 치료를 시작한 초창기부터 수면 상태를 양호하게 하는 것이 뇌전증 치료에서 중요한 관건임을 지속적으로 강조하였다. 수면이 충분히 안정적이지 않으면 뇌 흥분이 증가하며 수면불량이 생기는 경우가 흔히 있다. 따라서 입면장애나 천면뿐만 아니라 코골이나 수면무호흡증을 개선하는 것이 뇌전증 치료에서 중요하다.

본원에서는 뇌전증 환자의 수면불량에 침 치료뿐만 아니라 탕약 치료를 병행하고 있어 침 치료만의 효과를 정확히 평가하기 어려운 점이 있다. 그러나 보통 본원에서는 탕약 치료보다 침 치료를 며칠간 먼저 시행하게 되는 경우가 많은데, 이때 침 치료만으로도 뇌전증 환자의 수면불량이 호전되는 것을 관찰하게 된다. 실제로도 불면에 침 치료 단독의 효과가 있다는 것은 임상에서 널리 인정되고 있으며, 2013년에 발표된 논문에서 우울증과 정신분열증 환자의 수면불량에 침 치료로 수면의 질이 향상되었다는 것이 무작위 임상시험을 통해 증명되기도 하였다.

침 치료가 수면불량을 개선하는 효과가 있다고 하더라도 실제로 본원에서는 수면불량이 있는 모든 뇌전증 환자를 대상으로 침 치료를 시행하고 있지는 않다. 매일 침 치료를 위해 내원해야 하는 불편함도 문제이지만 대부분의 경우는 탕약 치료만으로도 가능하기 때문이다. 현재는 영아연축이나 레녹스가스토 증후군과 같은 뇌전증성 뇌병증이나 발달장애를 동반하는 난치성 뇌전증 그리고 소아나 청소년의 일부 난치성 뇌전증 환자에게 침 치료를 시행하고 있으며, 이들 환자의 70~80% 정도는 수면불량을 동반하고 있다. 반면, 성인뇌전증의 경우에는 침 치료에 반응율이 떨어지며 수면불량을 호소하는 경우도 소아 뇌전증에 비해 훨씬 적게 나타난다. 이러한 차이의 정확한 이유는 알 수 없지만, 영유아나 소아의 뇌신경계가 성인에 비해 불안정하고 가변성이 크기 때문이며 침 치료가 안정적인 뇌발달을 유도함으로써 수면불량과 경련 감소 그리고 발달을 개선하는 것으로 추정하고 있다.

4) 정신신경 증상의 안정

뇌전증 환자가 뇌전증 발작 시에 불안이나 놀람 또는 공포감 같은 정신신경 증상이 전조증상(Aura)으로 나타나는 경우가 있다. 이처럼 정신신경 증상이 뇌전증 발작 증상의 일부로 나타나는 것 외에도 뇌전증 발작이 일어나기 며칠 전이나 몇 주일 전부터 짜증이나 불안과 같은 정신신경 증상이 먼저 나타나는 경우를 자주 관찰할 수가 있다. 이는 간질발작의 전구증상(Prodrome)과 유사한 것으로, 뇌의 변연계나 자율신경과 관련 있는 영역에서 뇌전증 발작이 만들어지는 과정 중 초기에 일어나는 것으로 추정하고 있다. 이와 같은 전구증상의 일종으로 나타나는 정신신경 증상도 수면불량의 경우와 마찬가지로 성인보다는 소아에게 자주 관찰된다. 성인의 경우에는 별다른 전구증상 없이 곧바로 전조증상과 경련발작이 나타나는 경우가 흔하며, 다만 여성의 경우는 남성 뇌전증 환자에 비해 정신신경 증상이 더 자주 나타나는 것으로 관찰된다.

이처럼 뇌전증 발작과 관련하여 정신신경 증상이 나타나는 환자의 경우는 스트레스 상황에서 특히 증상이 악화될 수 있다. 그리고 정신신경 증상을 항상 갖고 있는 뇌전증 환자의 경우도 마찬가지로 스트레스 상황에서 뇌신경의 흥분이 증가하여 발작이 증가할 수 있다. 침 치료는 이러한 정신신경 증상을 안정시키는 효과가 있다. 예를 들어, 소아 뇌전증 환자들 중에는 하루 종일 잠도 잘 안 자고 찡찡대고 짜증부리는 아이들이 흔하다. 전통적인 한방의 개념으로는 간의 기운이 항진되었다고 보는데, 현대적인 의미로 바꾸면 외부 스트레스에 뇌의 변연계나 자율신경계가 과민하게 반응하여 나타나는 신경 행동증상이라고 볼 수 있다. 이러한 아이들에게 침 치료를 시작하면 금방 찡찡대는 것이 줄고 잠도 잘 자는 경우를 볼 수 있다. 최근에 보고된 동물실험에서도 이를 뒷받침하는 증거가 있다.

한 연구팀은 코카인을 먹인 쥐에게 외부에서 육체적 쇼크를 주면 스트레스를 받아 쥐가 스스로 코카인을 흡입하게 되는 '코카인 자가 투여 실험모델'을 설정하고, 침 시술 뒤 코카인 자가 투여 행동억제 효과가 나타나는지를 관찰했다. 실험에서 침을 시술한 신문혈은 불안이나 놀람 등 정신신경성 질환에 신경안정효과 목적으로 침 치료에 사용된다.

연구결과 신문혈을 자극한 쥐 그룹과 침 자극을 하지 않은 쥐 그룹의 뚜렷한 차이점이 발견됐다. 신문혈을 자극한 쥐는 코카인 자가투여 행동이 나타나지 않았다. 또한 중독에 의해 활성화되는 대뇌 측좌핵의 신경활성물질(c-fos 및 CREB)이 침 자극으로 억제되는 것도 확인했다고 연구팀은 밝혔다.

이 실험 결과는 피부에 가한 침의 전기적·물리적 자극이 뇌의 변연계나 자율신경계의 신경안정 효과를 통해 정신신경 증상이나 정신 행동 증상이 개선된다는 것을 보여주고 있다. 이 실험에서 사용한 침 치료 방식과 본원에서 사용하는 침 치료 방식에는 차이가 있으나 침 치료가 뇌의 기능에 영향을 미치는 방식은 유사하다는 것을 알 수 있다.

미국의 한 의과대학 정신과에서 2010년에 아주 흥미로운 연구를 발표하였는데, 침자극을 주면서 뇌영상을 촬영한 결과 여성의 뇌가 남성과는 다른 방식으로 반응을 한다는 것이다. 연구결과에 따르면 여성은 남성과 달리 주로 대뇌변연계와 밀접한 관련이 있는 뇌영역이 반응하였다. 실제 임상에서도 성인여성이 성인남성에 비해 정신신경 증상이 더 빈발하며, 침 치료에도 너 효과가 나타나는 것은 이 연구 결과와 같은 맥락에서 이해할 수 있다.

이와 같은 성인 남녀의 차이는 여성 고유의 생리활동과 연관이 있는 것으로 보인다. 여성의 성선자극호르몬 분비를 담당하는 중추는 시상하부라는 부위인데, 시상하부는 주변의 변연계나 자율신경중추와도 밀접한 연계를 갖고 있다. 이 때문에 여성이 남성에 비해 외부 스트레스에 반응하여 정신신경 증상뿐만 아니라 생리주기의 변화도 심하게 나타나는 것으로 보인다. 실제 성인여성의 뇌전증 발작은 생리주기와 밀접한 관련이 있는데, 정상 배란기를 갖는 환자의 71%에서 월경 전후 또는 배란 전후에 발작이 나타나며, 부적절한 황체주기를 가지는 환자의 78%에서 황체기에 월경 발작을 일으킨 것으로 보고되고 있다. 따라서 같은 난치성 성인 뇌전증이더라도 여성의 경우가 남성에 비해 정신신경 증상이나 행동이 나타날 가능성이 크며, 침구 치료를 통해 효과를 보일 가능성 또한 더 크다고 할 수 있다.

3
뇌전증에서 침 치료가 효과를 내는 원리

뇌전증 치료에 침 치료의 효과가 나타나는 기전에 대해서는 정확히 밝혀진 것은 없으나 여러 가지 기전이 복합적으로 관련되는 것으로 보인다.

1) 전기적 흥분의 안정

경련발작은 신경망들이 동시적으로 전기적 흥분 상태일 때 발생하는 것으로, 침 치료를 통해 뇌전증 발작이 감소한다는 것은 결국 신경망들의 동시적인 전기적 흥분현상이 안정된다는 것을 의미한다. 실제로 많은 동물실험들에서 침 치료 후에 뇌파검사상 간질파가 감소하는 것을 보고하고 있으며, 침 치료 후 1시간에서 1시간 30분 내에 효과가 나타난다고 한다.

침 치료를 통해 신경망의 전기적 흥분이 안정되는 좀 더 구체적인 작용기전에 대해서는 아직까지는 밝혀진 바가 없으나 본원에서는 침자극이 뇌신경망 흥분성의 동시성을 깨뜨리기 때문에 뇌파상에서 간질파가 줄어드는 것으로 추정하고 있다. 즉, 피부의 혈자리에 가힌 침의 전기적·물리적 자극이 대뇌의 시상-피질 신경망이나 변연계-피질 신경망에 작용하여 뇌전증 발작부위의 신경흥분이 동시적으로 일어나는 것을 감소시키는 것이 아닌가 한다.

그리고 침 치료에 의한 수면불안이나 정신신경 증상에 대한 효과도 침의 전기적·물리적 자극이 대뇌의 자율신경계나 변연계에 작용하여 전기흥분의 동시성을 감소시킨 결과로 보인다. 이러한 효과는 다시 주변의 뇌전증 발작병소로 전기적 흥분이 전파되거나 발생하는 것을 막아 뇌전증 발작을 줄여주는 효과를 낳는다. 최근 발표된 한 논문에서 침 치료가 자율신경계의 가장 중요한 중추인 시상하부에 작용하여 교감신경계 활동을 감소시킴으로써 자율신경계를 조절한다고 보고한 것도 하나의 증거라 할 수 있다.

앞서 언급했듯이 본원의 뇌전증 환자에 대한 침 치료 임상경험을 종합하면, 부분발작보다는 전신발작이나 복합부분발작의 경우가 침 치료에 더 효과적인 경향을 보인다. 그리고 부분발작 중에서도 입면곤란이나 천면과 같은 수면불량, 야체증이나 짜증과 같은 증상들을 동반하는 경우가 침 치료에 더 효과적으로 반응한다. 이런 치료 효과의 차이는 침자극이 대뇌피질보다는 시상이나 변연계 또는 자율신경망과 같은 뇌의 심부에 더 직접적으로 작용하기 때문인 것으로 보인다. 2013년에 발표된 자율신경계에 대한 침의 효과를 평가한 리뷰논문에 따르면 침자극은 주로 시상하부와 연수 그리고 중뇌에 작용하여 자율신경을 조절한다고 한다. 따라서 뇌전증 발작병소가 심부기원성인 전신발작이나 복합부분발작의 경우 대뇌피질의 병변으로 인한 부분 뇌전증에 비해 침 치료 효과가 뛰어나며, 같은 부분 뇌전증이라 하여도 수면불량이나 정신신경 증상과 같은 뇌심부의 기능이상을 갖고 있는 경우가 침 치료에 좀 더 반응하는 것으로 보인다.

2) 신경전달물질의 조절

침 치료 효과의 대표적인 특징은 치료 효과가 빨리 나타난다는 것이다. 경련의 감소나 인지발달의 변화는 침 치료 후 수 시간 내에 나타나는 경우가 흔하다. 이러한 침 치료의 속효성이 나타나는 것은 침의 전기적·물리적 자극이 빠르게 대뇌에 전달되는 작용방식과 뇌신경전달물질의 분비와 관련되어 있는 것으로 보인다.

앞서 쥐 실험에서도 침자극을 통해 뇌의 특정부위에서 중독증상과 관련 있는 신경활성물질의 분비억제가 나타났으며, 2013년에 발표된 논문에서는 침 치료가 진통계(Opioid system)의 신경활성물질의 생산과 분비를 조절하여 뇌전증 발작을 조절한다고 보고하고 있다. 그리고 이외에도 침 치료가 세로토닌, 카테콜아민, GABA나 신경성장인자의 분비에도 관여하는 것으로 보고되고 있다.

이 영역에서도 아직 많은 부분이 밝혀져 있지 않으나, 침자극이 뇌의 여러 부위에서 다양한 신경활성물질과 신경전달물질의 분비에 영향을 미치는 것으로 보이며, 특히 주로 시상하부와 연수 그리고 중뇌와 같은 자율신경중추를 포함하는 뇌의 심부와 관련이 많은 것으로 알려져 있다.

이와 같은 신경전달물질들은 뇌전증 발작과 직접적으로 관련 있는 흥분성 또는 억제성 신경뉴런의 활성화와 관련 있는 물질도 있으며, 교감신경이나 부교감신경의 활동을 조절하는 자율신경조절물질도 있다. 이처럼 침자극를 통한 여러 신경전달물질의 분비조절에 의해서도 뇌전증 발작이 감소되거나 수면불안과 정신신경 증상에 치료 효과가 나타나는 것으로 보인다.

3) 손상 뉴런 간의 시냅스 연결 다양화와 강화를 통한 안정의 고착화

본원의 임상경험에 따르면 영아연축 환자의 경우 1~2회의 침 치료로 발작이 감소되거나 인지발달의 개선이 이루어진 후 지속적인 침 치료를 하지 않으면 1~2일 내에 다시 악화되는 경향이 관찰된다. 본원에서는 이에 근거하여 침 치료의 지속효과가 대략 30시간 정도에 이를 것으로 판단하였고, 침 치료를 해야 하는 환자의 경우는 매일 또는 적어도 2일에 1회 정도의 침 시술을 받도록 권고하고 있다.

이처럼 신경전도를 통한 흥분성의 안정과 신경전달물질의 분비조절을 통한 침자극의 효과는 수 시간 내에 빠르게 나타나지만 단기간의 치료는 뇌신경의 가역적인 변화만을 만들어내는 것으로 보인다. 지속적인 효과를 내기 위해서는 뉴런 간의 시냅스 연결의 다양화와 강화를 통해 신경세포 간의 연결망이 안정적으로 구축되어야 하며, 이를 위해서는 지속적인 침 치료가 중요하다. 아직까지 본원에서 장기적인 침 치료에 따른 시냅스 연결의 다양화나 강화에 대한 직접적인 실험적 증거를 얻을 수 있는 여건은 아니지만 이전의 많은 연구들에 따르면 이러한 주장이 무리한 추정이 아니다. 예를 들어, 침자극에 의해 분비되는 신경활성물질 중에는 신경세포성장인자(NGF)가 있는데, 이 인자는 뉴런의 생존뿐만 아니라 뉴런이 새로운 가지를 뻗어나가 성장하는 데에도 중요한 것으로 알려져 있다. 그리고 자기공명영상(fMRI)을 이용한 뇌영상실험에서도 침자극 시 특정한 뇌영역에 혈류량이 증가하고 신경세포 내에 산소포화도가 증가한다는 사실도 간접증거라 할 수 있다.

실제 임상에서 침의 장기적인 효과가 중요한 경우는 영아연축이나 레녹스가스토 증후군, 드라베 증후군과 같은 뇌전증성 뇌병증뿐만 아니라 뇌염이나 뇌수막염 후유증으로 나타나는 뇌전증 발작과 발달이상 그리고 결절성 경화증이나 피질이형성증과 같은 선천성의 발달이상, 조산이나 출산 시 저산소증이나 출혈로 인한 백질연하증과 같은 것이 대표적인 예라 할 수 있다. 이와 같은 질환은 양방의 물리치료처럼 꾸준하게 장기적으로 치료를 해야만 아이의 발달잠재력을 최대로 끌어올릴 수 있다.

마지막으로 한 가지 더 강조하고 싶은 것은 치료시기에 관한 것이다. 침 치료의 효과는 나이가 어릴수록 그리고 발병한 지 얼마 안 되었을 때 그 효과가 빨리 나타난다. 즉 같은 질환이라 하여도 성인보다는 소아, 소아보다는 영유아, 영유아보다는 신생아기에 치료를 시작한 경우에 장기적으로 징싱빌달에 이르는 데 훨씬 더 효과적이다. 이러한 차이는 영유아나 소아의 뇌신경계가 성인에 비해 가변성이 크기 때문에, 침자극에 의해 손상된 뉴런 간의 시냅스 연결의 다양화와 강화가 더 잘 이루어지기 때문인 것으로 보인다.

4) 뇌전증의 침 치료 시 주의사항과 특징

지금까지 살펴본 내용 중에서 침 치료의 특징과 주의사항을 정리하면 다음과 같다.

① 속효성 : 동물실험에서는 1시간에서 1시간 30분 내에 효과가 난다고 하였으며, 실제 임상에서도 침의 적응중이 있는 경우에는 수 시간 내에 치료 효과가 나타난다.
② 부작용이 없고 비용이 적게 든다.
③ 무통자극 : 본원에서는 침 치료 시 무통자락요법을 사용하는데, 환아가 침 치료에 스트레스 반응을 보이면 뇌전증 치료에 역효과가 나기 때문이다.

④ 규칙적인 침 치료 : 본원의 임상경험상 침 치료의 효과가 대략 30 시간 정도 유지되는 것으로 보이기 때문에, 지속적인 효과를 위해서는 매일 침 치료를 받기를 권고한다.

⑤ 장기적인 침 치료 : 특히 발달장애를 동반하고 있는 뇌전증 또는 난치성 뇌전증의 경우에는 장기 치료가 필요하다.

⑥ 조기 치료 : 나이가 어릴수록 그리고 발병기간이 짧을수록 효과적이다.

4
뇌전증 치료에서 침 치료와
양방의 VNS 시술의 비교 그리고 한계

현재 양방에서는 항경련제로 뇌전증 발작이 억제되지 않는 난치성 뇌전증에 보조요법으로 케톤 식이요법과 VNS 시술을 하는 경우가 있다. 그중에서 VNS 시술은 본원에서 시술하고 있는 침 치료와 여러 가지 면에서 유사한 점이 있어 비교해 보고자 한다.

VNS는 미주신경 자극술로 자율신경계 중의 하나인 미주신경을 자극하는 장치를 수술을 통해 뇌 속에 설치하는 것이다. 이 치료법은 1997년 미국 FDA의 승인을 받았는데, 청소년이나 성인의 난치성 부분 뇌전증에만 허용되었으며 12세 이하의 소아나 전신 뇌전증에는 허용되지 않은 상태이다.

난치성 성인 부분 뇌전증의 경우 VNS 치료 효과는 논문마다 차이가 있으나 대략 환자의 40% 정도에서 50% 이상 경련 감소효과를 보인다고 한다. 그리고 2011년에 발표된 VNS 치료 효과에 대한 메타분석을 한 논문에서 성인보다는 18세 이하의 청소년 환자에게 경련 감소 효과가 더 좋은 경향이 있다고 한다. 일부 연구에서는 6세 이하의 소아들에게 통계학적으로 더 뚜렷한 경련 감소 효과가 나타났다고 한다. 그리고 또 하나 흥미로운 것은 부분 뇌전증보다는 전신 뇌전증에서 좀 더 효과가 컸다고 한다. 뇌전증의 원인에 따른 효과 차이를 살펴보면, 결절성 경화증과 외상으로 인한 뇌전증의 경우가 원인이 밝혀지지 않은 특발성 뇌전증에 비해 더 효과적인 것으로 나타났으며, 레녹스가스토 증후군의 경우는 특발성 뇌전증과 유사한 정도의 효과를 보였다고 한다. 이처럼 실제 임상에서는 미국 FDA가 승인한 성인의 난치성 부분 뇌전증보다는 소아나 전신 뇌전증의 경우에 VNS 치료가 더 효과적임을 알 수 있다.

이와 같은 결과는 앞서 살펴본 본원의 침 치료 결과와도 너무나 유사하다. 다만 차이가 있는 것은 VNS 치료는 주로 성인 난치성 뇌전증에 대한 데이터가 많다는 것이고, 본원에서는 주로 영유아나 소아의 난치성 뇌전증에 대한 침 치료 결과가 많다는 것이다. 성인의 난치성 뇌전증 환자군에서는 발달장애가 문제되는 경우가 흔치 않은 반면 영유아나 소아의 난치성 뇌전증에서는 발달장애를 대부분 동반하므로 이는 중요한 차이점이다. 임상경험의 차이로 인해 본원에서는 난치성 뇌전증의 침 치료로 경련이 감소되는 것뿐만 아니라 발달장애가 개선되는 것을 어렵지 않게 관찰할 수 있었다. 실제로 2012년에 유럽소아신경과 학회지에 실린 논문에 의하면 약물난치성 소아 뇌전증 환자에게 VNS 시술을 한 결과 언어능력과 학습수행능력이 개선되었다. 그리고 같은 학회지에 2005년에 실린 논문에 따르면 VNS 시술이 난치성 소아 뇌전증 환자들의 수면 상태를 개선시켰다. 이처럼 VNS 치료 효과는 본원의 침 치료 효과와 아주 유사한 결과를 보이고 있다. 아직까지 VNS의 작용기전은 정확히 밝혀져 있지 않으나 아마 침 치료의 작용기선과 유사할 것으로 보인다.

VNS와 침 치료의 효과가 유사한 면이 있더라도 VNS는 수술을 해야 하는 침습적인 방식일 뿐만 아니라 수술환자 50%에게 목소리의 변화가 나타나며, 5% 정도의 환자에게 감염과 같은 부작용이 발생할 수 있다. 따라서 치료 효과가 유사하다면 난치성 뇌전증의 보조요법으로는 VNS 시술보다는 침 치료가 당연히 우선되어야 할 것이다.

마지막으로 VNS와 침 치료의 한계에 대해 간략히 살펴보자.

VNS 시술에 대한 메타분석 논문에 따르면 시술받은 환자 4명 중 1명은 치료 효과가 거의 나타나지 않았으며, 시술 후 완전히 경련발작이 소실된 경우도 5% 미만이었다. 이런 이유로 양방에서는 VNS 시술을 뇌전증 치료에서 보조요법으로 다루고 있다. 본원에서는 침 치료만으로 뇌전증 치료를 하는 경우는 많지 않아 구체적인 데이터를 언급할 수 없으나, VNS 결과와 유사할 것으로 생각한다. 실제로 본원에서 뇌전증 치료에 사용 중인 탕약 치료와 침 치료는 서로 다른 방식으로 뇌에 작용하여 효과를 내는 것으로 보인다. 탕약 치료는 침 치료에 비해 더 직접적으로 뇌영양요법이나 대사조절에 작용하며 항염증 및 항어혈효과도 침 치료에 비해 더 뛰어난 것으로 보인다. 이런 이유로 본원에서는 뇌전증 발작의 조절을 목표로 하는 경우에는 탕약 치료를 위주로 하며 침 치료는 보조요법으로 사용한다. 반면에 발달장애를 개선하는 것이 목표일 경우에는 침 치료의 가치가 절대적이므로, 발달장애가 동반되었다면 반드시 탕약 치료와 침 치료를 병행해야 한다.

5

침 치료가 꼭 필요한 뇌전증군

지금까지 살펴본 내용을 토대로 침 치료가 반드시 필요한 뇌전증군을 정리해 보면 다음과 같다.

① **발달장애가 동반된 소아 뇌전증** : 영아연축이나 레녹스가스토 증후군, 드라베 증후군과 같은 뇌전증성 뇌병증뿐만 아니라 뇌염이나 뇌수막염 후유증으로 나타나는 뇌전증 발작과 발달이상, 그리고 결절성 경화증이나 피질이형성증과 같은 선천성 발달이상, 조산이나 출산 시 저산소증이나 출혈로 인한 백질연하증 그리고 소두증이나 수두증 등이 본원에서 치료하고 있는 대표적인 질환이다. 이런 경우는 발작의 조절뿐만 아니라 발달장애를 개선하는 것을 목표로 반드시 침 치료를 병행한다.

② **난치성 심부 기원성 뇌전증** : 심부기원성 뇌전증이라는 용어는 공식적인 의학용어는 아니지만 뇌전증 발작병소가 대뇌피질을 제외한 뇌의 내측부위인 경우를 총칭하는 실용적인 의미로 본원에서 사용하고 있다. 예를 들어, 측두엽내측 뇌전증으로 대표되는 복합부분뇌전증이나 소발작을 포함하는 전신 뇌전증이 여기에 해당될 수 있다. 실제로 측두엽내측뇌전증이나 소발작의 경우에는 탕약 치료만으로 조절되지 않는 경우가 있으며, 침 치료를 병행할 경우에 뚜렷하게 경련이 감소되는 경우가 있다. 따라서 본원에서는 해마경화증을 동반하지 않은 측두엽내측뇌전증뿐만 아니라 해마경화증을 동반한 측두엽내측뇌전증이더라도 수술 부적응인 경우에는 침 치료를 병행하는 것을 원칙으로 한다. 이와 같은 뇌전증에 한방 치료로 5년 이상 관해에 이르게 한 임상례도 다수 있으며, 나이가 12세 이하일수록 더 효과적이며 성인이라고 하여도 여성의 경우가 침 치료에 더 효과적인 경향이 있다.

③ **난치성 부분 뇌전증** : 주로 뇌전증 발작병소가 대뇌피질인 경우로 본원의 경험으로는 전두엽뇌전증의 경우가 가장 많은 것으로 보인다. 그 외에 일부 후두엽뇌전증이나 극히 일부 중심측두부뇌전증의 경우에도 탕약 치료만으로 발작이 완전소실되지 않는 경우에는 침 치료를 병행해야 한다. 난치성 부분 뇌전증이더라도 수면불량이나 정신신경 증상과 같은 뇌 심부의 기능 이상을 동반하고 있는 경우가 침 치료에 더 효과적으로 반응한다.

동서융합병원 한방신경과로 새출발하며

앞서 쓴 글들은 이미 1~2년 전 자연인한의원(현 동서융합병원) 진료 중 쓴 글들이다. 더 발전된 의견도 있고 수정된 생각도 있지만 큰 틀에는 차이가 없어 수정 없이 출판하게 되었다.

한의원이라는 의료기관을 정리하고 병원이라는 시스템에서 진료를 시작하게 된 이유는 몇 가지가 있다. 가장 절실했던 이유는 입원치료의 필요성 때문이다. 중증의 뇌전증의 경우 여러 가지 위험이 따르기에 입원하며 집중 치료를 해야 효과적이다. 통원 치료만으로 위험을 컨트롤하기엔 역부족이었다.

두 번째 이유는 현대진단 기기를 사용할 필요가 있기 때문이다. 뇌전증을 치료하려면 MRI나 뇌파검사 등 현대적인 의료기기의 도움을 받는 것이 필연적이다. 그동안에도 환자들이 가져온 자료를 해석하며 치료를 진행하였지만 어려움이 많았다. 이제는 자체적으로 진단기기를 이용하며 능동적인 검사를 통해 적극적인 대처가 가능해졌다.

세 번째 이유는 항경련제 사용을 합리적으로 결합하기 위해서이다. 항경련제는 여러 문제점에도 불구하고 뇌전증 치료에 큰 도움이 되는 약이다. 간혹 무조건적으로 항경련제는 나쁘다는 식의 이분법으로 몰고 가는 한의사들이 있는데, 이는 옳지 않은 태도이다.

항경련제는 필요하다면 사용되어야 하며 되도록 저용량으로 사용되어야 한다. 그러나 진료 현장의 분위기는 사뭇 다르다. 환자의 상태와 무관하게 체중대비 용량을 고집하는 경우도 많고, 부작용이 극대화됨에도 불구하고 칵테일 요법이 성행한다.

한방 탕약 요법과 항경련제 요법을 병행할 경우 체중대비 용량보다 저용량 상태에서도 경련 조절이 용이하다. 또한 소아 뇌전증에서는 최단기간 사용하며 복용량을 감량해도 경련 조절이 안정성 있게 되는 경우가 흔하다. 즉 한방 치료를 결합할 경우 항경련제를 저용량으로 단기간 사용하는 합리적 운영이 필요하다.

이런 이유로 의료진 사이에 협력적 진료와 토론을 할 수 있는 병원 진료방식을 택하게 되었다. 이후 영유아 난치성 뇌전증 분야에서 최적의 통합진료 프로토콜이 만들어질 수 있기를 기대한다. 그리고 머지않은 미래에 본원에서 만들어진 진료지침이 모든 의료기관에서 통용되는 일반적인 의료지침이 될 것이라 믿는다.